Les tables d'opération

De l'Antiquité à nos jours

Médecine à travers les siècles

Collection dirigée par le Docteur Xavier Riaud

L'objectif de cette collection est de constituer « une histoire grand public » de la médecine ainsi que de ses acteurs plus ou moins connus, de l'Antiquité à nos jours.
Si elle se veut un hommage à ceux qui ont contribué au progrès de l'humanité, elle ne néglige pas pour autant les zones d'ombre ou les dérives de la science médicale.
C'est en ce sens que – conformément à ce que devrait être l'enseignement de l'histoire –, elle ambitionne une « vision globale » et non partielle ou partiale comme cela est trop souvent le cas.

Dernières parutions

Philippe SCHERPEREEL, *Médecins et infirmières dans la guerre de Crimée. 1854-1856*, 2016.
Mélanie DECOBERT, *Odontologie médico-légale et Seconde Guerre mondiale*, 2016.
François RESCHE, *Le papyrus médical Edwin Smith*, 2016.
Xavier RIAUD, *Napoléon Ier et ses dentistes*, 2016.
Philippe SCHERPEREEL, *Albert Calmette. « Jusqu'à ce que mes yeux se ferment »*, 2016.
Philippe SCHERPEREEL, *Pietro d'Abano. Médecin et philosophe de Padoue à l'aube de la Renaissance*, 2016.
Bernard DE MARSANGY, *La Psychiatrie vécue au XIXe siècle. Lettres à Louisa*, 2016.
Isabelle CAVÉ, *Etat, santé publique et médecine à la fin du XIXe siècle français*, 2016.
Julien MARMONT, *L'Odontechnie ou l'art du dentiste. Poème didactique et descriptif en quatre chants, dédié aux dames*, 2016.
Patrick POGNANT, *La Folle Clinique sexuelle du professeur P***. De la Belle Époque aux Années folles*, 2016.
Michel CHAUVIN, *Le Geste qui sauve. L'étonnante histoire du défibrillateur cardiaque externe*, 2016.
Henri LAMENDIN, *Docteur Albert Calmette (1863-1933). Pasteurien et co-inventeur du BCG*, 2016.

Michel A. Germain

Les tables d'opération

De l'Antiquité à nos jours

Préface du Professeur Yves Chapuis

L'Harmattan

Du même auteur

René Leriche, pionnier de la chirurgie vasculaire,
Glyphe, coll. « Société, histoire et médecine », Paris, 2008.
Prix littéraire du Medec, 2010.

« Les sarcomes osseux »,
in *Histoire des maladies des os et des articulations*, Rhumatologie pratique, ouvrage collectif,
Société française d'histoire de la médecine, Paris, 2009.

La microchirurgie dans le monde,
Glyphe, coll. « Société, histoire et médecine », Paris, 2011.

L'épopée des gants chirurgicaux,
L'Harmattan, coll. « Médecine à travers les siècles », Paris, 2012.

Alexis Carrel, un chirurgien entre ombre et lumière,
L'Harmattan, coll. « Médecine à travers les siècles », Paris, 2013.

Musiciens célèbres malades. Pourrait-on les sauver aujourd'hui ?,
L'Harmattan, coll. « Médecine à travers les siècles », Paris, 2015.

En accord avec l'auteur,
le nombre de ses ouvrages tenant sur plusieurs pages,
nous nous sommes contentés de ne citer que ses livres
relatifs à l'histoire de la médecine.

5-7, rue de l'Ecole-Polytechnique, 75005 Paris

http://www.harmattan.fr
diffusion.harmattan@wanadoo.fr

ISBN : 978-2-343-10285-6
EAN : 9782343102856

Préface

Lorsque Michel Germain m'a demandé de rédiger la préface de son livre consacré à l'épopée des tables d'opération, je n'ai fait aucune réserve, tant je suis séduit depuis plusieurs années non seulement par sa curiosité, son enthousiasme sans cesse en éveil, mais aussi par sa créativité comme il l'a amplement démontré dans le domaine de la microchirurgie, en particulier par la mise au point du transplant libre intestinal dans le traitement des sténoses de la jonction œso-pharyngée.

De surcroît, et dans un second temps, je réalisais qu'après 40 années de chirurgie - 5 au titre d'élève-interne (selon le mot d'Henri Mondor), 5 au titre de chef de clinique, 9 au titre de professeur et de chirurgien des Hôpitaux, et 20 ans au titre de chef d'un service de chirurgie, dite alors de chirurgie générale, où se mêlait la chirurgie digestive et hépatobiliaire, la chirurgie vasculaire, endocrinienne, et, en 1982, la transplantation hépatique chez l'adulte et chez l'enfant -, la salle d'opération - la table qui en est l'autel et les décors qui en permettent, et entourent l'office - avait échappé à mon analyse et ne se résumait en définitive qu'à ses seuls instruments.

Certes, l'évocation des outils du passé, leur côté rudimentaire étaient dans ma culture. La thèse de doctorat en philosophie de mon élève Philippe Icard, consacrée à la relation du chirurgien avec le corps au fil des âges, l'avait ravivée. Mais, il me manquait l'histoire détaillée de ce meuble indispensable au chirurgien avec les étapes de sa progression de l'Antiquité à nos jours, étapes chaque fois décisives que Michel Germain cadre en six parties.

Cette simplification de ma culture souffre cependant de trois oublis. Le premier est celui de la salle d'opération construite à Cochin à l'initiative d'Edouard Quénu selon les conseils de Louis Pasteur. Cette salle accolée aux baraquements en planches des trois salles d'hospitalisation répondait aux critères d'asepsie et d'antisepsie que Pasteur avait imposés. Le jeune externe que j'étais en 1953 a encore en mémoire les aides opératoires dans des lieux dont la relative modernité tranchait avec le reste des bâtiments.

Le second a trait à l'implication sans doute superficielle que j'ai dû avoir aux côtés des architectes à l'occasion de la reconstruction du bloc opératoire du pavillon Pasteur à Cochin lors de la rénovation du service. L'aide alors des médecins anesthésistes et des infirmières panseuses afin de répondre non seulement au choix du matériel, de la table d'opération, de l'éclairage, mais à tous les aspects et moyens nécessaires à un fonctionnement moderne, qu'il s'agisse de la circulation, du transfert des opérés, de la ventilation, des vestiaires de proximité, a été alors décisive.

Quant au troisième oubli, c'est l'évocation de l'atmosphère opératoire évoquée par Jean Quénu[1] dans son livre *Notre Internat* paru en juin 1971, où il décrit les conditions invraisemblables dans lesquelles il opère les blessés, en août 1914, à proximité de Pouilly-sur-Meuse sur une table de fortune appuyée sur deux caisses. La guerre avait ramené la chirurgie mille ans en arrière. Mais, ce n'était qu'un prélude à une réorganisation adaptée aux règles de l'époque.

C'est pourquoi après l'histoire ou l'épopée de la table d'opération, la deuxième partie du livre, consacrée au rôle des infirmières du bloc, les IBODE[2], à la réglementation

---

[1] Cf. Quénu J., *Notre Internat*, Fayard (éd.), Paris, 1970.
[2] Infirmier de bloc opératoire diplômé d'Etat.

qui s'impose à tous, aux critères de choix des tables, aux dispositions auxquelles doit répondre le bloc opératoire (isolation thermique, phonique, etc.), analyse-t-elle tout cela avec pertinence sans omettre les aspects particuliers introduits par la chirurgie vidéo-endoscopique et robotique. Le passage dévolu aux caractéristiques idéales du sol de la salle est pareillement instructif, au même titre d'ailleurs que celui sur l'installation électrique ou la climatisation. L'analyse des moyens et de leurs contraintes, dont doivent disposer les médecins anesthésistes, et l'issue habituelle de l'opéré emmené vers la salle de réveil, qui doit s'inscrire dans l'ensemble du dispositif, illustrent parfaitement le contraste entre l'histoire de l'outil élémentaire du passé, et les contraintes actuelles.

C'est pourquoi, après un rapide coup d'œil qui me laissait interrogateur, la lecture de ce livre n'a cessé, page après page, de m'étonner, de m'instruire et de prendre la mesure de l'espace complexe que représente une salle d'opération au milieu de laquelle trône un objet aux composantes multiples, aux ressources sans cesse améliorées, la table.

L'auteur comble ainsi une négligence, un défaut de curiosité tout en apportant des données techniques et matérielles précises, indispensables non seulement aux constructeurs et aux responsables administratifs, mais aussi aux utilisateurs.

Professeur Yves CHAPUIS
Chirurgien des Hôpitaux de Paris
Membre de l'Académie nationale de chirurgie
Membre de l'Académie nationale de médecine

Avant-propos

Les tables d'opération ont connu des progrès et une évolution considérables, ce qui a concouru à une amélioration extraordinaire des soins. C'est le cas d'une part de la position des opérés et, d'autre part, de l'adaptation aux différentes techniques chirurgicales : encéphalique et cervico-faciale ; cardio-vasculaire ; thoracique ; digestive et viscérale ; urologique ; orthopédique ; plastique ; ORL et ophtalmologique.

Et puis le poids des opérés... La chirurgie bariatrique nécessite de disposer de tables solides, tolérant des poids de plus de 300 kg.

Doit-on écrire « table d'opération » ou « d'opérations » ? Les deux orthographes existent, en donnant la préférence à « tables d'opération ». Il faut noter que les auteurs de 1888, 1889 écrivent « table d'opérations » et « salle d'opérations » avec un « s » (A. Reverdin, A. Poncet).

Le but de ce livre est de comprendre l'évolution des tables d'opération depuis l'Antiquité et d'apprécier tous les progrès accomplis.

Initialement, dans l'Antiquité, les patients étaient traités surtout par traction pour les fractures des membres, et en position allongée. Les tables d'opération initiales étaient rudimentaires et comportaient un simple support plat. Puis, les patients ont été opérés sur des fauteuils en position assise en 1850. On comprend sans peine les limites de cette position surtout pour les opérations gynécologiques et du périnée. Ces fauteuils sont toujours utilisés aujourd'hui en chirurgie dentaire.

Grâce à des chirurgiens de talent, Trendelenburg en 1890 et Jules Péan en 1892, des tables horizontales, permettant des positions très diversifiées, ont été fabriquées. Ces évolutions ont été permises grâce aux progrès de l'anesthésie devenue efficiente en 1846.

Plus récemment, après 1950, sont arrivées des tables d'opération extrêmement sophistiquées avec une mécanisation électrique de plus en plus développée, facilitant une mobilisation des différentes parties du corps. Parallèlement, la sécurité des tables d'opération a été renforcée avec deux, voire trois commandes allant en ce sens.

Il paraît normal que ce soit le chirurgien qui choisisse sa table d'opération. Tous les chirurgiens sont d'accord sur ce point. C'est la même situation qu'un violoniste qui doit choisir entre deux instruments : un Guarnerius ou un Stradivarius. Les deux violons sont excellents, mais Yehudi Menuhin préférait le Guarnerius et David Oïstrakh, quant à lui, le Stradivarius. Chacun de ces violons vaut actuellement deux millions de dollars. Aussi, il semble indispensable de satisfaire les désirs du chirurgien, mais encore faut-il les connaître. C'est une difficulté embarrassante.

L'objet de cette réflexion est de guider les utilisateurs et les décideurs dans le choix d'une table d'opération, de ce qui deviendra immanquablement « leur » table d'opération.

Par ailleurs, la table d'opération est située dans la salle d'opération. Il convient donc de décrire celle-ci avec son éclairage, sa ventilation, ainsi que le matériel utilisé (électrocardiographe, appareil d'anesthésie, etc.). Il est évident qu'il faut aussi aborder les notions d'asepsie et d'anesthésie.

Six grandes périodes ont permis cet essor : l'Antiquité ; avant 1800 ; de 1800 à 1860 ; de 1860 à 1920 ; de 1920 à

2000 et après 2000. Un chapitre spécial est réservé aux tables opératoires d'orthopédie, tellement spécifiques.

Il convient, il me semble, inévitablement d'élargir le sujet et de traiter : la réglementation ; les critères de choix ; la salle d'opération ; l'installation électrique au bloc opératoire ; la climatisation ; la préparation de l'équipe et les salles de réveil ; les bras techniques et les scialytiques ; les progrès de l'anesthésie ; l'asepsie et l'antisepsie.

Dans l'Antiquité

Le berceau de la science se situe sur les bords de la Méditerranée. C'est d'abord le long des fleuves nourriciers que sont apparues les premières structures sociales et les prémices de la science.

Le Tigre et l'Euphrate ont servi la civilisation mésopotamienne, le Nil, quant à lui, engage la civilisation égyptienne. Elles ont eu en commun un destin florissant. La culture grecque, surtout maritime, s'est nourrie de leurs apports. Les Grecs ont organisé de nombreux échanges avec leurs voisins. Le développement des connaissances médicales et celui des arts, et des lettres ont été énormes dans ces pays. Les connaissances dans le domaine médical ont de quoi nous étonner. L'histoire propose parfois de curieuses répétitions.

L'étude des médecines anciennes, de leurs pratiques, de leurs connaissances, de leurs évolutions est une question souvent difficile, embarrassante.

L'histoire médicale connue commence il y a 4 000 ans sur les berges des fleuves Tigre et Euphrate. On y découvre les premiers balbutiements de la médecine, mais on s'intéresse alors peu à l'anatomie et à la physiologie.

Hippocrate, né en 460 avant notre ère, à Cos, décrit une table utilisée pour réduire les fractures des membres. Il s'agit d'une planche rectangulaire sur laquelle le blessé est fermement fixé. Des bandes rigidifiées permettent de stabiliser la réduction. De même, avant le premier siècle de notre ère, des opérations majeures sont réalisées, dont les laparotomies. Les instruments alors utilisés sont préservés dans certaines archives, mais les tables d'opération ne sont pas décrites. Elles sont seulement mentionnées. Nous n'avons aucun renseignement à leur sujet. Les opérés sont immobilisés sur les tables, mais rien ne nous renseigne sur la nature de celles-ci. A cette époque, les chirurgiens semblent utiliser les tables les plus adaptées à leurs besoins.

Les livres anciens donnent peu d'informations sur la nature de ces tables. Les livres récents ne nous éclairent pas plus.

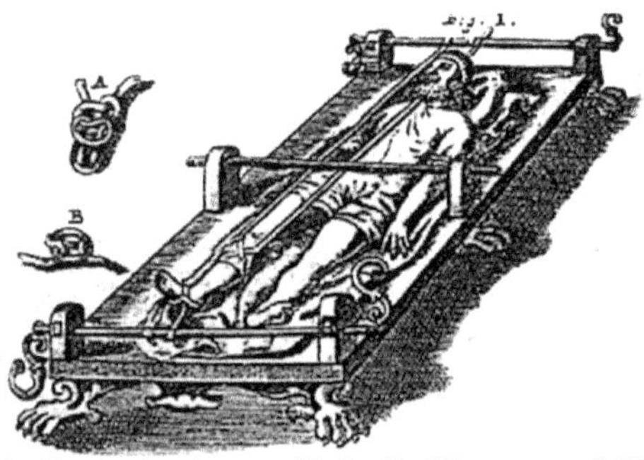

Table d'opération basse utilisée dès Hippocrate, © BIUS.

Références bibliographiques :

Bibliothèque interuniversitaire de santé, Paris, 2016.

Germain M. A., Bonvalot S. & Missana M. C., « L'épopée des tables d'opérations », in *Annales de chirurgie*, 2006 ; 131 : 162-166.

Oppert, dans *« Hospitals, infirmaries and dispensaries : their construction, interior arrangements and management »*, publié en 1867 (1ère édition en 1865), expose des données sur les tables d'opération dans seulement deux hôpitaux sur un grand nombre d'hôpitaux décrits et étudiés dans plusieurs pays.

Avant 1800

En 1580, Ambroise Paré, à qui sont attribués des progrès considérables en médecine et en chirurgie, ne semble pas faire évoluer les tables d'opération. Son livre, cependant, montre une opération de lithotritie, le patient étant placé sur une table plane en bois.

En 1741, deux cents ans plus tard, Joannis Scultetius, par le biais d'une illustration, apporte des précisions sur la table qu'il utilise pour la réduction des fractures. Il décrit cette table dans son livre *Armamentarium chirurgicum*. Il donne des informations sous forme de dessins d'instruments utilisés et d'opérations réalisées à cette époque. Dans son célèbre travail sur la chirurgie, dont une traduction anglaise paraît en 1734, il n'existe pas de progrès en matière de table d'opération. Une des figures montre la table qu'il utilisait. Sur un autre dessin, une laparotomie est montrée, le patient étant placé sur un lit ordinaire.

Les tables de traction pour le traitement des fractures sont aussi utilisées.

Au XVIIIe siècle, en particulier 1748-1770, il existe trois portraits de chirurgien : le chirurgien de ville, le chirurgien de campagne et le chirurgien militaire. La figure du chirurgien du XVIIIe siècle est bien éloignée de celle du chirurgien du XXIe siècle. Tout comme il existe trois portraits de chirurgien, il y a trois lieux possibles pour réaliser l'opération : chez le patient, à l'hôpital ou sur le champ de bataille.

Le chirurgien opère sur une chaise, une banquette, une table ou encore sur un lit. La communauté chirurgicale, par l'intermédiaire de l'Académie royale de chirurgie, encourage la présentation des cas chirurgicaux avec gravures à l'appui. Aucun progrès n'est fait jusqu'au début du XVIIIe siècle. Il s'agit de tables planes en bois sur lesquelles sont fixés des systèmes de traction.

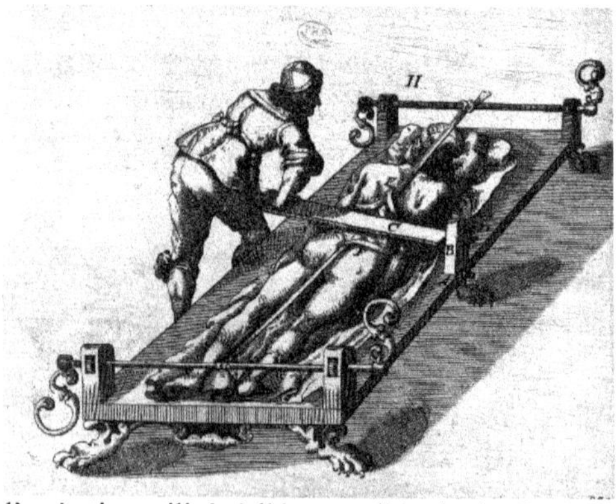

Table d'opération utilisée à l'époque d'Ambroise Paré, © BIUS.

Références bibliographiques:

Bainbridge W. S., « Evolution of the operating table », in *New York Medical Journal*, 1911; 4 (19): 909-918.

Bibliothèque interuniversitaire de Santé, Paris, 2016.

Germain M. A., Bonvalot S. & Missana M. C., « L'épopée des tables d'opérations », in *Annales de chirurgie*, 2006 : 131, 162-166.

Scultetius Joannis, *Arnamentarium chirurgicum*, 1741.

De 1800 à 1860

Durant la première moitié du XIXe siècle, les tables d'opération sont toujours fabriquées en bois sans visée aseptique, notion alors inconnue.

Dans le *London Medical Gazette*, Sir Asley Cooper recommande une table qui est utilisée au Cheltenham Casualty Hospital. Cette table est décrite en 1829 par Charles Averill, chirurgien de cet hôpital à Londres. Il l'expose dans le journal référencé. Il décrit une table d'opération en bois permettant d'opérer le malade en position allongée ou assise. Une description de tables d'opération est publiée dans un journal médical en 1834, mais sans schéma.

Averill dit : « *J'ai assisté aux performances des opérations chirurgicales dans différents pays. J'ai pu voir, dans les cas prolongés, l'inconvénient auquel le chirurgien est soumis et le souci qui est causé à l'assistant : fatigue, moyen d'appui nécessaire au malade derrière lequel il doit être placé. Chaque spectateur peut voir l'état épuisé du patient augmenté par le contact avec le corps des autres gens placés par le chirurgien comme assistants. Ainsi, en cas d'amputation dans nos hôpitaux publics, j'ai souvent observé un assistant assis derrière le patient, un second placé pour tenir solidement le membre sain, un troisième et un quatrième pour tenir les bras, et un cinquième pour tenir le membre malade à enlever...* » Il poursuit : « *A présent, voici la description de la table d'opération, pour la rendre aussi confortable qu'un lit, pour atténuer la souffrance de ceux qui sont obligés de rechercher un soulagement sous le bistouri du chirurgien. Mieux que les tables habituellement utilisées...* »

Les recherches sur les tables d'opération dans les revues et les livres de chirurgie à une date antérieure à la description d'Averill sont infructueuses. A priori, il s'agissait de tables en bois plates comme on le voit sur les vieilles gravures.

Un article intitulé *« Description d'une table d'opération »* est publié dans un journal russe par L. Koehler, sans illustration. Il prouve que d'autres pays commencent à ressentir le besoin d'une table spécialement construite pour les interventions chirurgicales.

L'Amérique se joint à cette lente évolution et, en 1858, une table en usage au Long Island College Hospital est décrite dans une notice éditoriale de l'*American Medical Gazette* de New York (p. 241). L'éditeur, en visite chez des collègues de cette institution, est si impressionné par cette table créée par le Dr Daniel Ayres qu'il la décrit et en publie l'image. C'est *« l'un des chirurgiens les plus attentionnés et respectueux de l'hôpital ».* Cette *« table d'opération ingénieuse »* fabriquée en bois de noyer est *« la table la plus simple et pratique que nous ayons vue jusqu'alors »* confirme l'éditeur. Celui-ci s'est procuré, pour ses lecteurs, une gravure qui donne une idée de la disposition mécanique. Les frais de reproduction du schéma de la table d'opération du Dr Ayres n'ont pas excédé, à l'époque, vingt-cinq dollars. En raison de son intérêt réel, plusieurs médecins de Brooklyn affichent ce dessin dans leurs bureaux.

Egalement en 1858, apparaît une intéressante description faite dans l'*Oesterreichische Zeitschrift für praktische Heilkunde* paru à Vienne (p. 877). Cette chaise d'opération est inventée par le Dr Jaeger. Particulièrement adaptée aux opérations sur la tête, elle comporte un système de têtière, bien qu'elle puisse être utilisée pour les opérations sur toute la partie supérieure du corps.

En 1860, le *Maryland and Virginia Medical Journal* publie une gravure et la description d'une table d'opération en bois de noyer pour les opérations chirurgicales, et obstétricales, et les examens vaginaux. Elle comporte des étriers pour permettre la chirurgie gynécologique et du périnée. Elle est décrite par le Dr C. Johnston. L'éditeur précise : *« La chaise est recommandée en raison de sa commodité, sa simplicité, sa petite taille et son prix »*. Le prix de la gravure de la table est alors de 10 dollars.

Oppert, dans le travail cité ci-dessus, cite la Bradford Infirmary, de Bradford, en Angleterre. L'établissement possède une table d'opération brevetée, mais il ne donne pas d'information concernant sa construction. Le même auteur parle de la Bradford Eye and Ear Infirmary, ouverte en 1857, qui dispose d'une table d'opération adaptée avec fixation de la tête entre deux planches rembourrées, par l'intermédiaire de vis, sur le principe du presse-livres. C'est l'ancêtre du système de têtière.

Dès 1870, E. Souchon décrit des tables d'opération portables dans le *New Orleans Journal of Medicine* (p. 293).

En 1873, une table d'opération est décrite dans l'*Allgemeine Wiener medizinische Zeitung.* Produit du génie créatif polonais, cette table élégante peut, à l'aide d'un mécanisme simple, être transformée en une table d'opération quand c'est nécessaire. La même année, est décrite, dans le *Berliner Klinische Wochenschrift* (p. 438), une table en fer, la première du genre. Aucune description précise de la structure n'est donnée.

Revenons en Amérique. En 1874, on retrouve une description de table dans le *Western Lancet* de San Francisco (p. 381). Elle est nommée *« Quick Universal Operating Table »*. Elle est décrite par le Dr A. B. Stout. De cette table, on dit : *« L'American Medical Association, qui existe depuis trois ans, exprime toute son approbation sur elle ».*

En France, en Russie, aux Etats-Unis, le concept de table d'opération spécifique est donc né au milieu du XIXe siècle. C'est aussi à cette époque que débute l'ère de la chirurgie aseptique.

Les buts sont alors l'élégance de la table, sa durabilité, son coût modeste et un usage universel pour toutes les spécialités. A ce moment, et même plus tard, la distinction entre tables d'examen et tables d'opération chirurgicale n'est pas claire. On voit aussi les chaises opératoires se développer. Elles sont les précurseurs des tables modernes. Le bois est encore le matériau le plus largement répandu, bien que quelques tables métalliques apparaissent. A partir de 1800, la chirurgie aseptique prend son envol et des hôpitaux modernes pour ce siècle se construisent.

Table d'opération et chaise d'opération d'Ayres utilisées en 1858, © BIUS.

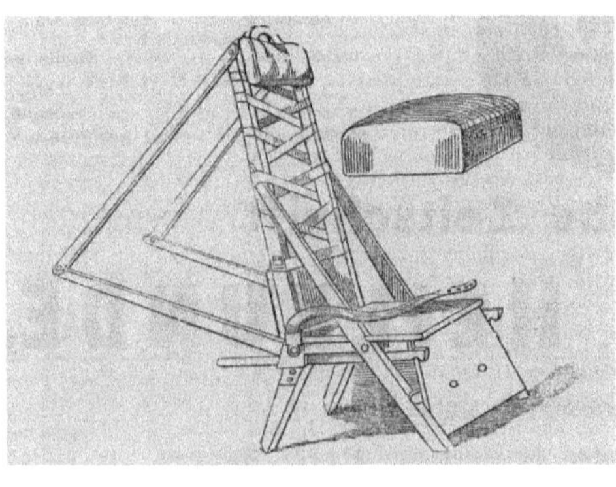

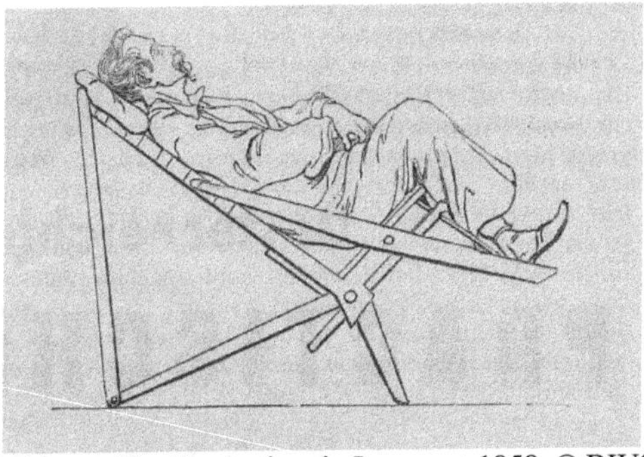
Chaise et table d'opération de Jaeger en 1858, © BIUS.

Références bibliographiques:

American Medical Gazette, New York, 1858, p. 241.

Averill Ch., in *London Medical Gazette*, 1829, p. 52.

Bibliothèque interuniversitaire de Santé, Paris, 2016.

Centre national de l'équipement hospitalier, *Les tables d'opérations*, Collection Bioméquip., Saint-Quentin-en-Yvelines, 1986.

Germain M. A., Bonvalot S. & Missana M. C., « L'épopée des tables d'opérations », in *Annales de chirurgie*, 2006 ; 131 : 162-166.

Jaeger D., in *Oesterreichische Zeitschrift für praktische Heilkunde*, Vienne, 1858, p. 877.

Johnston C., « Operating chair for surgical and obstetrical operations », in *Maryland and Virginia Medical Journal*, 1860.

Souchon E., in *New Orleans Journal of Medicine*, 1870, p. 293.

Stout A. B., « Quick Universal Operating Table », in *Western Lancet*, San Francisco, 1874, p. 381.

De 1860 à 1920

L'époque de 1860 à 1920 est une période très dynamique et créative pour les tables d'opération. Il n'y a pas eu, à ce jour, à notre connaissance, de description précise concernant l'évolution des tables d'opération sur cette période. Les premières années du XIXe siècle voient des tables et des chaises utilisées pour les opérations. Ces tables d'opération sont toujours fabriquées en bois sans aucun recul concernant l'asepsie, notion qui est alors inconnue. Pendant les trente ans de la seconde moitié du XIXe siècle, le but semble avoir été de rechercher : l'élégance, l'apparence, la durée, le coût minime et l'usage universel pour toutes les opérations. Durant cette période, peu de distinction est faite entre les tables d'examen et les tables d'opération. On développe aussi les chaises opératoires qui sont les précurseurs des tables modernes ajustables. Le bois est encore le matériel presque exclusivement utilisé, bien que quelques tables en fer soient apparues.

A la fin du XVIIIe siècle, émerge la chirurgie aseptique qui s'illustre par la construction d'hôpitaux modernes, par la simplification des mécanismes des tables et par la nécessité de l'asepsie dans les salles d'opération.

- *Les tables métalliques transportables*

Dès 1870, de nombreuses tables d'opération portables sont fabriquées.

En 1873, une table métallique à plateau basculant est conçue. Cette table est modifiée et décrite, en Amérique, sous le terme de *« Notre table d'opération universelle »*.

En 1878, Retslag, en Allemagne, publie son innovation dans le *Berliner klinische Wochenschrift* (XV, p. 368). Il décrit une table d'opération métallique transportable, recouverte de cuir brun, appelé « cuir américain ». Cette table articulée est facilement lavable, pour nettoyer le pus et le sang. Elle est démontable facilement.

En 1880, Annandale, à l'Edinburgh Royal Infirmary, possède une table fabriquée pour cette institution. Elle est nouvelle. Elle est métallique. Sa description apparaît dans le *Lancet*.

- *Les tables d'opération massives avec tiroirs*

En 1879, avec le Dr Frank P. Forster, débute une période de tables d'opération massives permettant des opérations variées, dont les gynécologiques, grâce à des étriers. Elles sont appelées *« A combined gynaecological table and instrument case »*. Ces tables en bois possèdent, à leur partie inférieure, des tiroirs de rangement pour les instruments et des étriers métalliques. Elles sont décrites et illustrées dans le *Medical Record* de 1879 (XV, p. 501).

D'autres tables voisines de celles-ci apparaissent à cette époque. Certaines sont construites dans le but de supprimer la nécessité d'écarteurs gynécologiques. Bien que de telles tables aient été initialement faites pour les examens, elles sont aussi beaucoup utilisées pour des opérations. Une équivalente a été décrite par William H. Byford, professeur de gynécologie au Rush Medical College, dans le *Chicago Medical Review* de 1880 (p. 422).

A cette époque, une modification très ingénieuse est apportée : la possibilité d'inclinaison latérale donne un avantage décisif à cette nouvelle table. Malheureusement, celle-ci a l'inconvénient, pour le patient, de reposer sur le flanc, ce qui lui donne la sensation de pouvoir rouler et de glisser de la table. Bien qu'à visée gynécologique, cette table peut être utilisée pour la chirurgie générale.

Malgré quelques tentatives sporadiques de tables métalliques, le bois est presque toujours employé jusqu'à 1880.

A partir de 1880, on assiste à une évolution rapide dans la construction des tables d'opération, rendue possible par le développement de l'anesthésie qui a véritablement débuté (sur l'être humain) à partir de 1846 et par la connaissance de l'asepsie liée aux travaux de Pasteur en 1870. Cependant, le bois continue à être largement utilisé. La conséquence directe à ceci est que beaucoup de ces tables sont similaires entre elles dans leur conception. Elles sont encombrantes comme auparavant.

Franklin H. Martin de Chicago publie sa table d'opération dans l'article « A new operating table » paru dans le *Chicago Medical Journal and Examiner* de 1884 (p. 34). Considérée par son inventeur comme la combinaison ingénieuse de plusieurs idées, elle combine un lit et une table d'opération à la fois gynécologique, et de chirurgie générale. Elle est inclinable longitudinalement, ce qui permet une bascule de la table. C'est là son originalité principale.

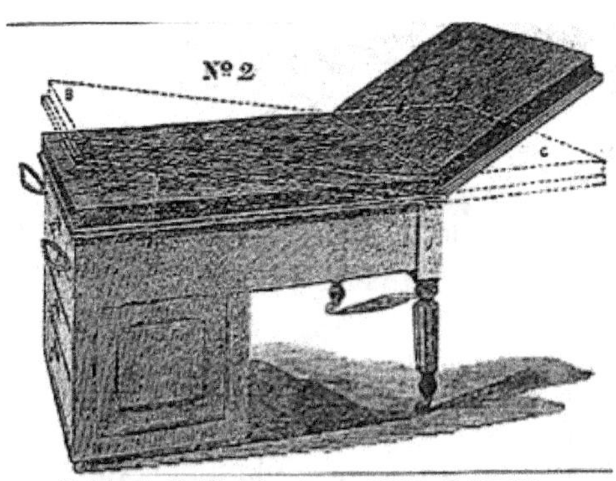

Table de F. H. Martin en 1883, © BIUS.
Elle comporte des casiers et est inclinable longitudinalement.

- *Table principale avec table latérale*

En 1883, Julliard de Genève décrit, dans *Illustrierte Monatsschrift der ärztlichen Polytechnik*, paru à Bern (p. 271), une table d'opération fabriquée en chêne et recouverte d'une plaque de zinc multi-perforée qui permet l'écoulement des liquides biologiques. Ceux-ci tombent immédiatement dans un réservoir et ne s'insinuent pas sous le malade, qui n'est jamais mouillé au-delà du champ opératoire. Un tube de caoutchouc conduit les liquides dans un récipient situé à terre.

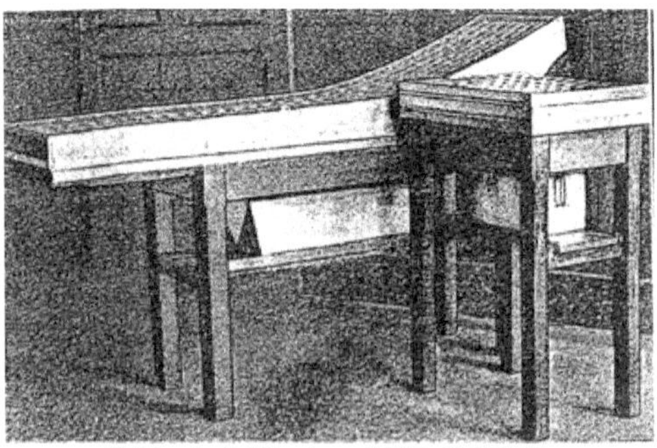

Table de Julliard en 1883, © BIUS.
Elle est en bois de chêne et recouverte d'une plaque de zinc, avec une table latérale pour la chirurgie de la main.

Elle comporte pour la première fois une table principale et une petite table latérale pouvant être utilisée pour les interventions sur la main. Elle a été modifiée de façon différente selon la disposition de la petite table. Une des premières modifications de la table de Julliard est celle de O. Sprengel publiée dans le *Centralblatt für Chirurgie*, à Leipzig, en 1884 (XI, p. 489). Le changement concerne surtout le drainage de la table. Par la suite, Hagedorn de Leipzig fait ajouter un drainage central pour l'écoulement des liquides biologiques, une planche pour la tête et une pour les pieds. La table est fabriquée en bois, matériau que Sprengel considère comme étant le meilleur.

- *Le drainage central*

La plus importante contribution à l'évolution des tables d'opération est celle de Hagedorn, décrite dans le *Centralblatt für Chirurgie*, à Leipzig, en 1887 (p. 513). Sa principale caractéristique est de posséder un drainage central. Fabriquée en bois, constituée d'une planche divisée en deux valves, chacune légèrement inclinée vers le milieu et placée de telle sorte qu'elles laissent une gouttière entre elles. Les fluides coulent le long de cette gouttière dans un seau en porcelaine situé au-dessous. La table entière est peinte à l'huile. Les deux planches sont recouvertes d'un caoutchouc noir. Le support ajustable de la tête comporte une solide assise en tôle de fer vernie. Il est doublé par du caoutchouc et du feutre. Les avantages de cette table sont son extrême simplicité, le drainage de tous les fluides, la facilité de nettoyage, la possibilité d'une désinfection totale et efficace.

Son inconvénient majeur, en raison de la position angulaire des deux plaques, est que le patient obstrue l'accès des fluides à la gouttière centrale et qu'il a toujours le dos trempé. Aussi, la table de Hagedorn appelle-t-elle de nombreuses modifications. La plus notable est décrite par les frères Franke dans le *Centralblatt für Chirurgie*, paru à Leipzig, en 1887 (p. 609). Leur table en bois comporte une large rainure, ou gouttière centrale, en étain dans laquelle les fluides s'écoulent. Elle peut être nettoyée et assainie.

Puis, la table de laparotomie de Landau est dépeinte ultérieurement par Abel dans le *Centralblatt für Gynäkologie*, publié en 1887. Elle est métallique et facilement désinfectée.

- *Le pilier central*

En 1887, le Pennsylvania Hospital utilise une table dont le dessin est reproduit dans le *Medical News* de Philadelphia (p. 706). Cette table due à T. S. K. Morton comporte un pilier central souvent muni de roulettes, au lieu des quatre pieds habituels. La table est fabriquée en bois dur.

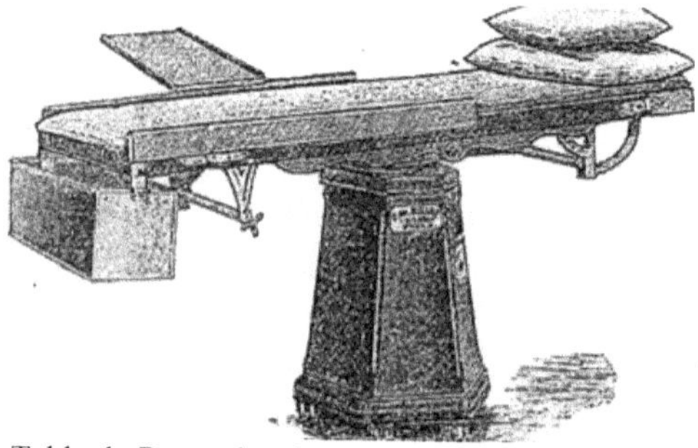

Table du Pennsylvania Hospital en 1887, © BIUS.
Elle comporte un pilier central et une tablette latérale.

En 1888, F. Dumont publie, dans l'*Illustrierte Monatsschrift der ärztlichen Polytechnik*, à Bern (p. 271), le descriptif d'une table pouvant être chauffée et à propriété antiseptique. C'est une modification de la table de Julliard. La structure en bois de cette table est remplacée, dans la Kocher Dumont, par une construction en fer. La plaque de zinc perforée avec un récipient au-dessous est remplacée par une longue cuvette entourée par des gouttières latérales conduisant les fluides dans celle-ci. Depuis la cuve, un tube de drainage évacue ceux-ci dans un seau. L'installation est réalisée de sorte que de l'eau chaude peut être introduite dans les gouttières ou évacuée selon les besoins. La table peut ainsi être chauffée.

- *Le revêtement en verre*

Une évolution majeure survient en 1888. C'est un revêtement en verre sur la table d'opération de A. Reverdin de Genève à la clinique des Docteurs Reverdin. Elle est décrite dans la *Revue de chirurgie* de Paris (pp. 592-98). La structure est faite de bois et la couverture est en verre plat épais avec la tranche taillée en biseau. Pour faciliter le drainage, une gouttière en cuivre passe tout autour et sous la plaque de verre. La gouttière légèrement inclinée vers l'extrémité distale de la table est connectée à un tube de caoutchouc conduisant à un récipient situé sur le sol. Le châssis de la table est fait avec de l'acier nickelé. La table est facilement nettoyable. Certes, elle est lourde, mais elle est fabriquée en plusieurs segments de telle sorte qu'elle peut être rapidement démontée et transportée. Le verre est d'un nettoyage simple. Il est inaltérable par les acides usités alors en chirurgie pour la désinfection. Pour fixer la plaque de verre, quatre excavations de forme conique creusées à la face inférieure de cette plaque de verre reçoivent quatre saillies assujetties au cadre où repose la plaque. Cette disposition empêche la plaque de glisser. C'est par son poids que la plaque acquiert la fixité voulue. Reverdin utilise une table de 1,30 m de longueur : 60 cm pour la partie inclinée allant de la tête aux épaules, 60 cm pour la partie horizontale, avec 10 cm de raccord entre les deux parties. Pour les membres inférieurs, il utilise une petite table spéciale. Des roulettes folles placées à deux pieds de la table facilitent son transport. Si on enlève la petite table, on dispose d'une table gynécologique disposant d'étriers. Pour que les liquides biologiques ne séjournent pas dans la gouttière, une légère pente les dirige vers l'extrémité inférieure de la table où ils rencontrent un orifice prolongé par un tuyau de caoutchouc aboutissant à un bassin posé par terre.

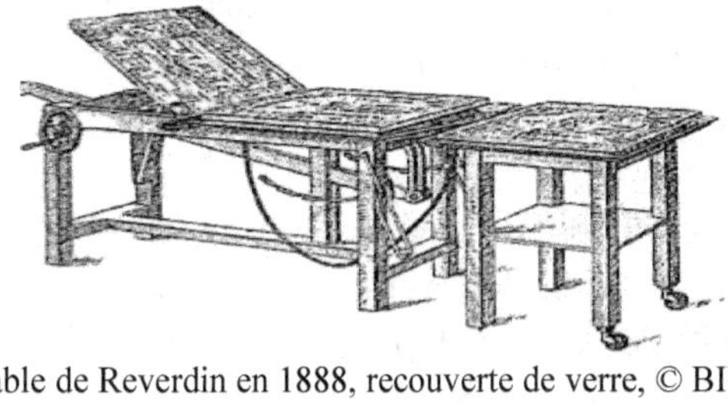

Table de Reverdin en 1888, recouverte de verre, © BIUS.
Elle comporte une tablette pour la chirurgie du sein ou de la main.

Un grand nombre de tables similaires dans leur principe suivent celle de Reverdin. Parmi celles-ci, la meilleure a été peut-être celle de Laguaire (*Gazette des hôpitaux de Paris*, 1889, pp. 1133-4) et de Poncet (*Revue de chirurgie de Paris,* août 1889, pp. 605-637). Pour éviter la sensation de froid et la dureté de la table, on fixe sur chaque plateau, à l'aide de boulons, un petit matelas de caoutchouc plat, lisse et sans capiton. L'asepsie est permise grâce à une charpente en métal nickelé, toute brillante. La propreté est le commencement de l'antisepsie. Toutes les pièces de la table se démontent. Chaque pièce démontée est parfaitement lisse sans aucune rainure. Après chaque opération, les plaques métalliques constituant la structure sont lavées à la solution phéniquée.

- *La table de Trendelenburg*

Au moyen de dispositifs variés, la majorité des tables de cette période visent, à un plus ou moins grand degré, l'universalité, c'est-à-dire la possibilité de pratiquer tous les types de chirurgie.

En 1890, Trendelenburg introduit une évolution majeure : la position dite de Trendelenburg. La construction des tables est alors centrée sur ce point. Naturellement, le premier à présenter une table permettant cette position est Trendelenburg lui-même, à l'origine d'une notion essentielle. Il pense alors qu'une table d'opération doit permettre de donner des positions très diversifiées au malade, en particulier l'inclinaison dans le sens de la longueur. Bien sûr, les épaules et les pieds doivent être solidement fixés. Cette table a été initialement imaginée et fabriquée pour la chirurgie du périnée. De plus, la table peut être levée ou abaissée grâce à un levier central muni d'une manivelle. Cette table est présentée devant la Société de chirurgie allemande, à Berlin, en 1890. Selon Trendelenburg, une table doit être construite de telle sorte que la surface opératoire puisse être placée dans toutes les positions. Elle doit subir très peu de déformations lors de son utilisation, être ajustable à différentes hauteurs et pouvoir donner une bascule de haut en bas. La table de Trendelenburg répond à ces conditions. Le patient s'assied sur elle comme sur une chaise ordinaire. Il existe deux fixe-épaules et un maintien est donné à tout le corps lorsque la table est élevée. Les pieds sont également fixés. Par l'intermédiaire de pas de vis, la table peut être élevée pour lui donner la position désirée. Cette table est présentée par Trendelenburg devant la German Surgical Society et est publiée dans *Verhanlungen der deutschen Gesellschaft für Chirurgie*, paru à Berlin, en 1890 (p. 53). Elle est décrite par Willy Meyer dans le *Medical Record* du 13 décembre 1890 (pp. 658-9). La table de Trendelenburg permet une inclinaison de 30° dans les deux axes, longitudinal et latéral. Supportée par un pilier central, cette table comporte trois éléments : une têtière mobilisable, une partie pour le tronc et une partie pour les membres inférieurs. Ces différentes parties sont également mobilisables entre elles.

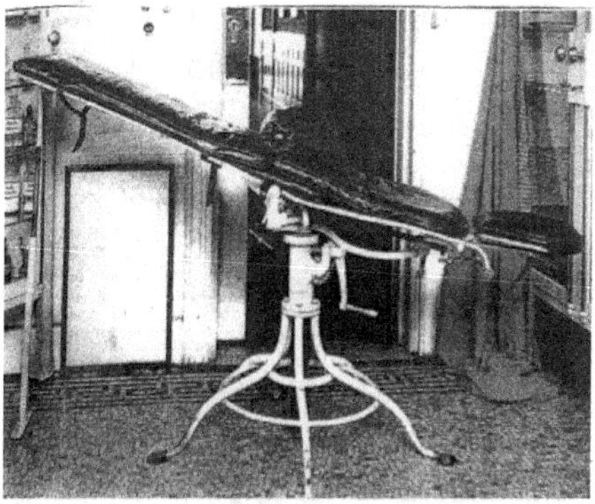

Table de Trendelenburg en 1890, © BIUS.

- *Les modifications de la table de Trendelenburg*

La première modification ayant pour but de faciliter la position de Trendelenburg est due à William H. Halsted, chirurgien au New York Hospital. Fabriquée en Amérique, cette table présente des orifices placés aux quatre coins, destinés à évacuer les liquides biologiques. Pour la chirurgie générale, une planche est placée en longueur permettant la position allongée du malade. Cette table est restée en usage, au New York Hospital, plusieurs années après que le Dr Halsted ait rejoint le Johns Hopkins Hospital, à Baltimore.

Plus tard, en 1900, elle a été fabriquée dans les deux institutions par la Kny-Scheerer Company, en utilisant le métal et le verre. Pour cette table et pour toutes celles de ce style, les épaules du patient demeurent posées à plat. En 1891, le Dr George Edebohls de New York décrit une table qu'il a construite et dont la structure est faite de tubes de fer. La moitié proximale de sa surface est couverte de verre et l'autre moitié distale métallique est ajustable à la position de Trendelenburg. Elle est décrite dans le *Medical Record* (p. 598).

Trouvant ce modèle trop court, le Dr Robert T. Morris de New York modifie la fixation pour la position de Trendelenburg et ainsi la table peut faire soixante inches de plus.

En 1892, le Dr Clement Cleveland de New York fait construire une table ayant une surface angulée avec laquelle la position de Trendelenburg est facilement obtenue. Elle est également agencée pour faire fléchir les muscles grand droit et psoas, solution qui a été utilisée par la suite. Elle est décrite dans le *New York Journal of Gynaecology and Obstetrics* de 1892 (p. 814).

En 1891, le Dr Francis Foerster de New York, quant à lui, décrit une autre table d'opération portable métallique à quatre pieds (*New York Medical Journal*, 1891, p. 527). Elle est modifiée par le Dr Herman Boldt de New York, qui la transforme pour qu'on puisse l'élever par un chevalet et un mouvement de pignon contrôlé par une manivelle à main ordinaire. Le succès de la table du Dr Boldt fournit le principe fondamental de construction de presque toutes les tables d'opération modernes avec son système de roue et de manivelle. Des supports d'épaules permettent de sécuriser le malade. La manivelle est utilisée pour élever le plan de la table, mais gêne le chirurgien.

Pour corriger ces imperfections, le Dr H. B. Delatour de Brooklyn utilise une roue mécanique contrôlée par l'anesthésiste pour positionner la table dans les situations nécessaires.

La table Boldt-Delatour a été modifiée plus tard par le Dr Francis Markoe pour son propre usage au St. Luke's Hospital de New York. La table de Markoe est construite de telle sorte qu'elle peut s'incliner vers les pieds aussi bien que les relever pour obtenir la position de Trendelenburg.

W. Bainbridge de New York utilise différentes tables dont les plus récents modèles de l'époque qu'il trouve pleinement satisfaisants. Il a cependant contribué à franchir une autre étape dans l'évolution des tables en combinant plusieurs modifications, adaptations et additions. La Kny-Scheerer Company est intervenue par sa coopération et l'auteur a reconnu clairement son action. W. Bainbridge remarque que le verre est toujours froid à moins qu'il ne soit chauffé avant l'intervention. Il adopte alors une surface de nickel, métal qui prend rapidement la température de la salle et ne refroidit pas le patient. De plus, cette matière ne se brise pas comme fait le verre, ne se tache pas comme l'émail et ne s'ébrèche pas comme la porcelaine. Le nickel peut servir comme conducteur de courant électrique, lors de la fulguration.

Pour la chirurgie générale, cette table peut être agrandie en longueur. L'extrémité caudale de celle-ci est divisée en deux parties mobilisables latéralement, ce qui facilite grandement les opérations sur les extrémités inférieures, une jambe étant écartée tandis que l'autre est opérée. Pour le membre supérieur, notamment pendant l'amputation du sein, il existe une extension latérale de la table, reliée à angle droit à celle-ci, qui évite de recourir à une infirmière pour tenir le bras étendu.

Pour la chirurgie pelvienne, l'extrémité distale de la table est organisée pour la baisser afin de donner à l'opérateur une position plus groupée et plus proche de la région à opérer. Cette installation permet l'utilisation du speculum à poids. La table comporte aussi un plateau pour instruments avec des bords relevés pour prévenir leur chute. Afin d'éviter que le patient ne glisse en arrière de la table lorsque les membres inférieurs sont relevés, la table est munie de longues tringles pour retenir les épaules. Une position de Trendelenburg maximale peut être obtenue, car la table est consolidée par des barres d'acier crénelées, qui garantissent une grande solidité. L'ajustement de la table est fait par l'anesthésiste grâce à une manivelle, sans l'intervention du chirurgien. L'extrémité distale de la table peut être ajustée pour permettre la flexion du genou tandis que le patient est maintenu aux épaules par des attaches solides circulaires. L'extrémité céphalique de la table peut être soulevée indépendamment et il y a un paravent avec un drap pour protéger le champ opératoire de l'anesthésiste.

Un râtelier chirurgical est muni de crochets qui permettent de préparer et d'installer les instruments. On peut le repousser lorsque le patient est placé sur la table d'opération. Des freins à pieds existent pour fixer la table et la sécuriser fermement. Ils peuvent être facilement libérés. Ils sont commandés par l'anesthésiste à la tête de la table. La partie proximale de celle-ci peut être inclinée vers le bas pour opérer les goitres. Une surélévation des jambes est prévue pour permettre l'extension de la tête donnant un confort à l'opéré. Pour les opérations sur les reins et la vésicule biliaire, des appuis spéciaux existent.

La table de Bainbridge, sans être l'aboutissement final des tables d'opération, permet une grande variété d'interventions. Elle est conforme aux principes de la chirurgie moderne et de l'asepsie.

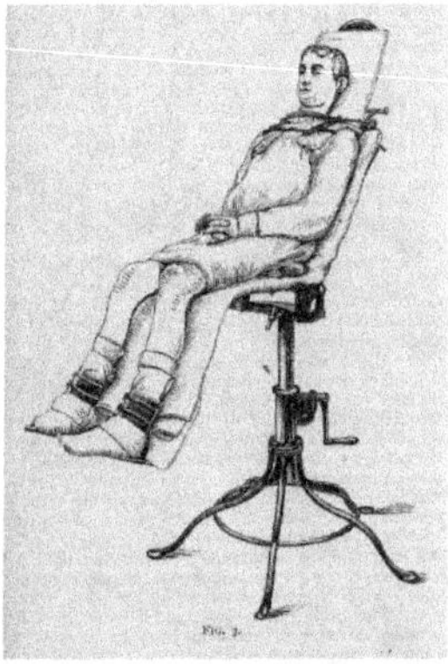

Table d'opération de Trendelenburg en 1890, © BIUS.

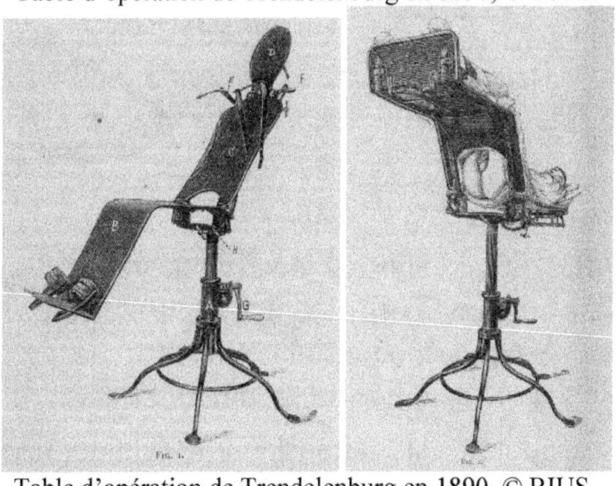

Table d'opération de Trendelenburg en 1890, © BIUS.

En 1892, Jules Péan décrit, à Paris, sa propre table d'opération qui repose sur un pilier central et quatre pieds avec une mécanisation déjà très sophistiquée permettant de lever, ou de baisser la table, et d'incliner en longueur, ou latéralement, les trois parties constitutives : têtière, tronc, membres inférieurs. Les commandes sont faites directement par l'anesthésiste par l'intermédiaire d'un pédalier et d'un système cranté. Cette table est entièrement métallique, ce qui facilite une désinfection soigneuse. Ces deux chirurgiens, Trendelenburg et Péan, ont anticipé sur le futur des tables d'opération modernes.

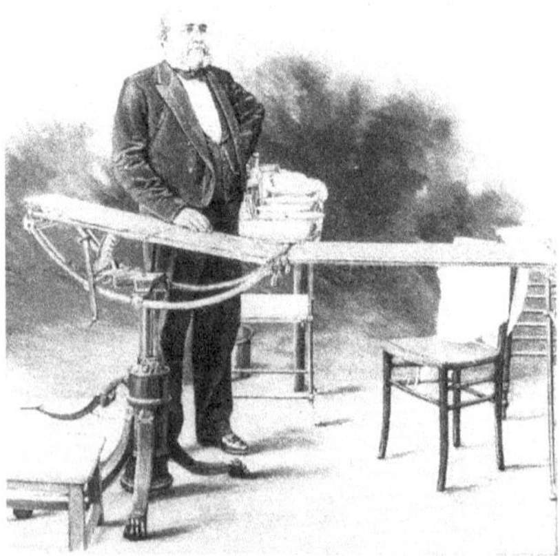

Table d'opération de Jules Péan en 1892, © BIUS.
Elle comporte un pilier central et une architecture très mobile.

- *La table de Hartley-Murray*

En 1905, Frank Hartley décrit une table d'opération qu'il utilise au New York Hospital pour plusieurs types de chirurgies. A cette époque, elle constitue un progrès notable. Elle y a été installée le 22 juin 1905.

Sa description est faite dans le catalogue n°2 de l'hôpital, daté de novembre 1905. Il y est écrit : *« Tables d'opérations générales décrites par le Dr Frank Hartley et le Dr Frank W. Murray pour le New York Hospital. »*

Cette table est construite en acier émaillé blanc, assemblée avec une partie supérieure en verre plat poli et ajustée sur des écrous en caoutchouc de six pouces.

Sa partie proximale peut être relevée ou abaissée, et sa partie distale est détachable. La partie centrale de la table comporte une cavité pour drainer les liquides biologiques et permet, grâce au mécanisme du Dr Howard Lilienthal, de surélever les hanches du patient à huit pouces au-dessus du plan de la table. Cette partie centrale est aménagée de sorte à autoriser la position de Cunningham pour la chirurgie du rein et de la vessie.

La table est maniée avec un volant latéral décrit par le Dr H. D. Delatour, qui permet la position de Trendelenburg ou la position de Hartley inclinée de trente degrés vers les pieds.

Pour les examens gynécologiques ou pour une cystoscopie, la partie distale de la table est détachée et remplacée par des étriers.

Trois types de repose-tête, décrits par le Dr Frank Hartley, peuvent être fournis. Ils sont destinés aux opérations sur l'extrémité cervico-céphalique et supportés par une tringle fixée à la table, ce qui permet le forage de cavités et d'autres opérations sans entraîner de vibration.

Il semble que la table du Dr Hartley soit identique à celle du Dr Bainbridge, à l'exception de détails insignifiants comme la position du frein de table.

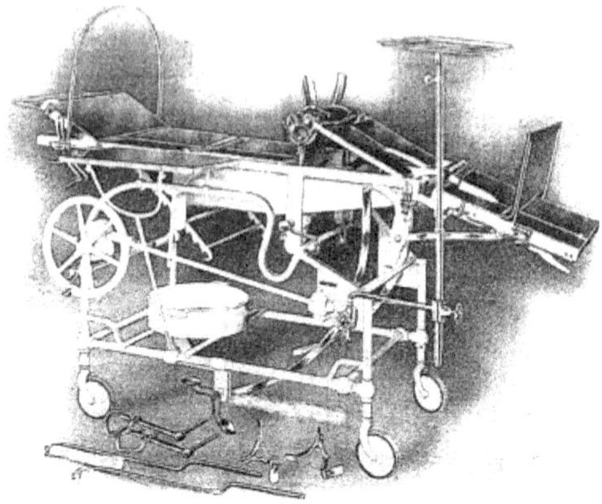

Table de Hartley-Murray, © BIUS.

- *Les progrès et les réflexions*

Vers 1910, en raison de la grande diversité des tables d'opération décrites, plusieurs exigences se font jour.

. Revêtement :

Les tables à plateau de verre sont fragiles et peuvent se briser. Elles sont lourdes, leur surface est froide pour le malade, mais elles préfigurent cependant les tables radio-transparentes.

L'avantage du nickel est de prendre rapidement la température de la salle d'opération, de ne pas se briser et de ne pas être aussi coûteux que le métal recouvert de porcelaine. Le nickel est également un bon conducteur électrique et sert comme base de contact pour le courant électrique utilisé par la fulguration.

. Supports à membres inférieurs :

Les deux supports distaux doivent être séparés, ce qui facilite les opérations unilatérales. Pour la chirurgie pelvienne, ils doivent pouvoir être rabattus, les pieds placés sur des étriers permettant l'utilisation du spéculum à poids.

. Table latérale :

Fixée à angle droit par rapport à la table d'opération, elle est extrêmement pratique pour la chirurgie du sein et celle du membre supérieur.

. Table d'instruments :

Elle doit être présente, solidarisée à la table d'opération et comporter des rebords saillants empêchant les instruments de glisser.

. Position de Trendelenburg :

Elle est fondamentale. Elle est possible grâce à de solides barres d'acier qui consolident la table.

. Commandes d'inclinaison de la table d'opération :

Elles doivent être situées du côté de la tête du malade et pouvoir être manipulées par l'anesthésiste, sans gêner le chirurgien.

. Repose-tête :

La partie repose-tête de la table doit être mobilisable de façon indépendante du reste de la table, permettant la chirurgie cervicale et céphalique.

. Arceau :

Un arceau doit permettre de séparer le champ opératoire de l'anesthésiste, en respectant l'activité de celui-ci et en facilitant l'asepsie.

Suivant ces principes, les tables d'opération de Bainbridge en 1910 et de Hartley-Murray en 1911, employées aux Etats-Unis, préfigurent les tables modernes en rendant possible une grande variété de positions, dont celle de Trendelenburg, et en respectant les règles d'asepsie, en particulier en séparant le champ opératoire de l'activité anesthésique.

Références bibliographiques :

Anonyme, *La salle d'opération. Monographies de techniques hospitalières*, Masson & Cie (éd.), 1970.

Bibliothèque interuniversitaire de Santé, Paris, 2016.

Cabrol C., *Salle d'opération*, L'Archipel (éd.), 2003.

Forster F. P., « A combined gynaecological table and instrument case », in *Medical Records*, 1879; XV: 501.

Germain M. A., Bonvalot S. & Missana M. C., « L'épopée des tables d'opérations », in *Annales de chirurgie*, 2006 ; 131 : 162-166.

Julliard, in *Illustrierte Monatsschrift der ärztlichen Polytechnik*, Bern, 1883, p. 271.

Laguaire A., « Nouvelle table d'opérations », in *Gazette des hôpitaux de Paris*, 1889 : 1133-4.

Martin F. H., « A new operating table », in *Chicago Medical Journal and Examiner*, 1884: 34.

Poncet A., « Une salle d'opérations à Hôtel-Dieu de Lyon », in *Rev. de Chir.*, 1889 ; IX : 605-637.

Reverdin A., « Nouvelle table d'opérations en usage à la clinique des docteurs Reverdin », in *Revue de chirurgie*, 1888 : 592-598.

De 1920 à 2000

A partir de 1920, les tables d'opération sont constituées de deux parties : le pilier, ou socle, et le plateau. C'est essentiellement la nature du pilier qui est à considérer.

- *Les piliers*

Trois types de pilier existent : les piliers fixes, les piliers déplaçables et les piliers mobiles. Ce sont surtout les tables à pilier fixe et celles à pilier mobile qui sont intéressantes. Les piliers déplaçables sont très peu utilisés, car leur embase est très encombrante.

- *Les tables d'opération à pilier fixe*

Leurs avantages sont nombreux. Le pilier fixe est stabilisé, encastré dans le béton du sol et étanchéifié. La stabilité de la table est totale.

. En configuration fixe, la stabilité des plateaux est excellente, particulièrement pour les patients obèses d'un poids supérieur à 250 kg et pour certaines spécialités nécessitant de grandes translations crânio-caudales comme c'est le cas en orthopédie, et en chirurgie vasculaire. En effet, le poids autorisé par les constructeurs inclut le poids du malade, celui des instruments et des différents accessoires. Il existe également des tables pour les grands obèses de 350 kg.

. Ces tables sont pourvues de plateaux tout en carbone, intégralement radio-transparents.

. Le pilier fixe autorise une rotation de 350°.

. L'absence de batterie électrique dans le pilier diminue la maintenance, à condition d'avoir prévu la réservation, c'est-à-dire le câblage électrique qui passe sous la dalle de béton.

. Les piliers fixes sont garantis à grande eau et l'hygiène en est totale.

Il existe cependant des inconvénients.

. Avec le support fixe, toute panne ou maintenance immobilise inexorablement la salle considérée et la possibilité de se dépanner avec une autre table mobile de secours ne se fera qu'en cohabitation avec le socle fixe.

. L'impossibilité de décentrer le socle fixe est évidente puisqu'il est solidement fixé au béton du sol.

- *Les tables d'opération à pilier mobile*

Le principal avantage du pilier mobile est précisément sa mobilité.

. Cela permet de nettoyer une salle d'opération vide.

. La stabilité des tables à pilier mobile est un peu inférieure à celle des tables à pilier fixe, mais d'importants progrès ont été réalisés récemment pour obtenir une qualité voisine de celle des piliers fixes, entraînant une sécurité accrue. Les modèles actuels ont leur centre de gravité surbaissé et leur stabilité est proche de celle des tables à pilier fixe.

. En revanche, l'intérêt de la mobilisation du pilier dans la salle est parfois assez limité du fait de la superficie de la salle d'opération et de la présence de ses différents équipements, dont les bras techniques et les scialytiques qui limitent les déplacements des chirurgiens, et des anesthésistes.

. La maintenance et le poids toléré par ces tables (environ 250 kg) sont aujourd'hui similaires à ceux recommandés pour les tables à pilier fixe.

Egalement, les inconvénients existent :

. Nécessité d'une batterie. Une batterie électrique est obligatoirement incorporée au pilier et doit être rechargée une fois par semaine. Elle sert à mobiliser les différents éléments de la table grâce à des moteurs électriques.

. Décontamination de la face inférieure du pilier. Le pilier mobile n'a pas le monopole de l'hygiène. Certes, le pilier mobile permet de vider la salle d'opération aux fins de nettoyage du sol, mais la face inférieure du pilier doit également être décontaminée. Il existe, chez certains fabricants, un joint en silicone qui permet de réaliser l'étanchéité entre le sol et le pilier, car ce joint est écrasé par le poids du pilier qui descend. Le chariot transfert actuel permet de soulever pilier et plateau, et d'aller décontaminer sous la table. Pour les anciens modèles, on peut utiliser un chariot spécifique qu'il faut acheter, stocker et utiliser, qui permet de basculer le pilier qui pèse plus de 200 kg. Le nettoyage du pilier mobile doit se faire selon les procédures internes et les protocoles validés.

. Encombrement de l'embase. L'encombrement du pilier mobile est parfois important, car il comporte une embase qui peut gêner l'opérateur surtout pour certaines spécialités : gynécologie, obstétrique, chirurgie ano-rectale et urologie. Plus l'embase du pilier est épaisse, plus elle est gênante. A l'heure actuelle, on dispose de pilier d'encombrement réduit avec une embase d'environ deux cm d'épaisseur. C'est le cas chez certains constructeurs, en particulier le socle mobile Trumpf ® ou encore celui mobile Maquet®.

- *Comment choisir ?*

Dans tous les cas, l'équipement homogène du bloc opératoire en piliers de même type est recommandé. Le choix des piliers fixes est préférable lorsqu'une excellente stabilité de la table est nécessaire, en particulier en orthopédie. Dans tous les autres cas, il est préférable de s'orienter vers un pilier mobile.

Comme on ne connaît pas l'évolution des tables du futur, mieux vaut prévoir la réservation, c'est-à-dire, sous la dalle de béton, le passage de câbles électriques qui pourront être utilisés en cas de changement de stratégie.

- *Les plateaux*

Parmi les plateaux, deux modèles existent :

. Le plateau fixe, solidaire du pilier, qui nécessite deux déplacements du malade depuis son lit d'hospitalisation (de celui-ci au chariot et du chariot au plateau de la salle d'opération, et inversement en quittant la salle).

. Le plateau mobile est déplacé grâce au système de chariot transfert qui n'impose qu'un seul déplacement du patient. Celui-ci est déplacé seulement de son lit au chariot transfert qui sera fixé au pilier de la salle d'opération. C'est ce modèle qui est actuellement retenu. La préoccupation majeure demeure, hier comme aujourd'hui, le malade.

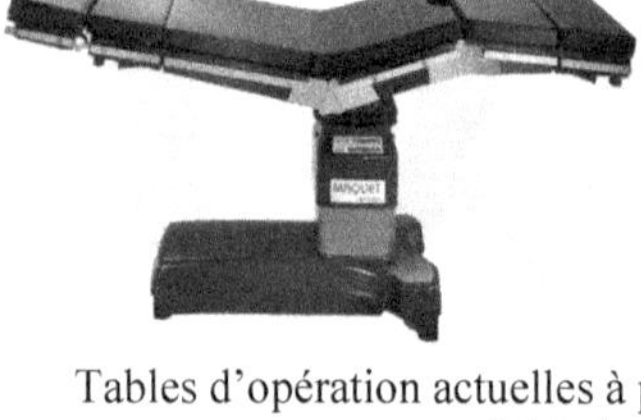

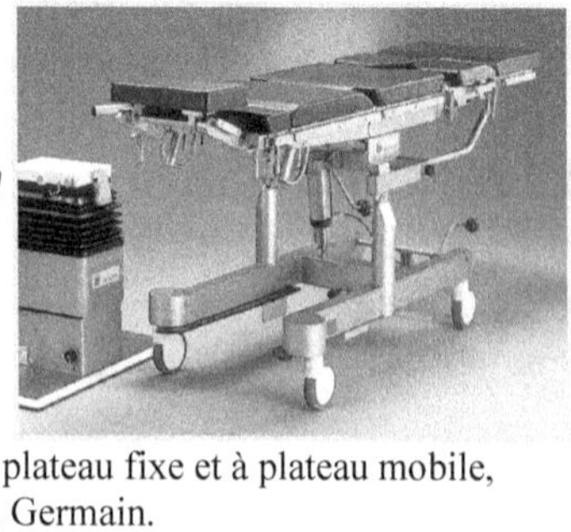

Tables d'opération actuelles à plateau fixe et à plateau mobile, © M. A. Germain.

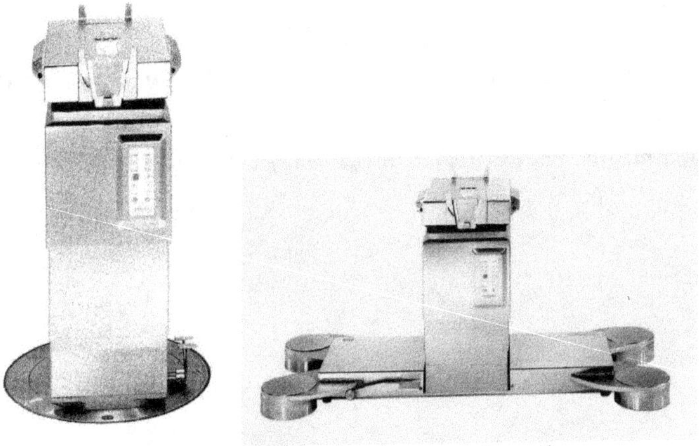

A gauche, un pilier fixe nécessitant une réservation ;
à droite, un pilier mobile à roulettes, © M. A. Germain.

- *Les tables d'opération radio-transparentes*

Les tables d'opération modernes sont fabriquées en fibres de carbone. Elles sont très coûteuses. Leur prix dépend du type de plateau.

. Elles sont utiles pour toute chirurgie nécessitant un contrôle radiologique. Elles sont fondamentales en chirurgie vasculaire, permettant ainsi de réaliser des artériographies peropératoires, et également en orthopédie.

. Certaines tables d'opération utilisent des jupes de plomb le long de la table. Celles-ci s'adaptent sur le rail de la table. Elles permettent de protéger les opérateurs des rayons diffusés. Ces jupes de plomb sont surtout usitées en radiologie interventionnelle. Le tube de rayons X est alors placé sous la table.

Références bibliographiques :

Germain M. A., Bonvalot S. & Missana M. C., « L'épopée des tables d'opérations », in *Annales de chirurgie*, 2006 ; 131 : 162-166.

Germain M. A., collection privée, Paris, 2016.

Après 2000

- *Les tables modulables*

Après 2000, on tend vers des tables modulables avec une configuration souple.

. La table doit pouvoir être raccourcie à volonté, rallongée ou équipée de modules spéciaux. L'inversion du sens tête/pieds doit être réalisable avec peu de manipulations.

. La table doit être compatible avec toutes les exigences d'applications futures. Les adaptateurs ophtalmologiques, pédiatriques, de têtières et les rallonges pelviennes sont motorisés.

. Les translations longitudinales et latérales permettent un positionnement précis sous amplificateur de brillance. Cela nécessite aussi des plateaux de table d'opération en fibres de carbone, pour une radio-transparence à 360°.

. On souhaite également une grande liberté de positionnement des pieds de l'opérateur sous la table. Ceci est obtenu grâce à un socle ultraplat. La double commande de sécurité est souhaitable.

. Pour certaines tables (Jupiter de Trumpf ®), le système de transfert assure souplesse et économie de temps. La zone opératoire n'est plus bloquée pendant les arrivées et les sorties du patient. Avec son chariot transfert, la table permet le transport du patient. Le travail du personnel est largement facilité et les contraintes sont réduites. Les coûteuses minutes en salle d'opération sont ainsi plus efficacement exploitées.

. La télécommande de la table est facile d'utilisation pour les réglages des moteurs du plateau et du pilier. La sécurité du patient est ainsi améliorée grâce au système de liaison mécanique entre le plateau, le chariot et différents capteurs de sécurité. Les ressources globales sont ainsi améliorées.

- *Les salles d'opération hybrides*

Il y a eu, depuis Hippocrate, des tables d'opération destinées à réaliser de la chirurgie conventionnelle. La notion de chirurgie évolue. Outre la chirurgie classique, elle devient aussi mini-invasive, interventionnelle, par les voies naturelles, voire robotique. Aussi, il est normal que les salles d'opération et leurs tables évoluent.

Les blocs opératoires hybrides permettent la chirurgie conventionnelle – c'est-à-dire par voie ouverte, par cœlioscopie, par thoracoscopie –, et la chirurgie interventionnelle, que ce soit orthopédique, cardio-vasculaire, urologique…

Cette chirurgie interventionnelle revient à opérer sur des tables de radiologie, en fibres de carbone, radiotransparentes. C'est ce qu'on appelle la chirurgie hybride.

Ces salles contiennent les instruments de chirurgie, qui sont métalliques, la radiologie, la fluoroscopie, le scanner, ou encore le robot pour certaines d'entre elles.

Il n'y a pas d'IRM dans ces salles. En effet, l'IRM est un aimant extrêmement puissant qui aspire tout le matériel métallique et qui donc rendrait impossible toute chirurgie utilisant des instruments. Aussi, ces pièces doivent avoir une superficie importante de 100 m^2 environ, pour permettre de loger des appareils assez volumineux.

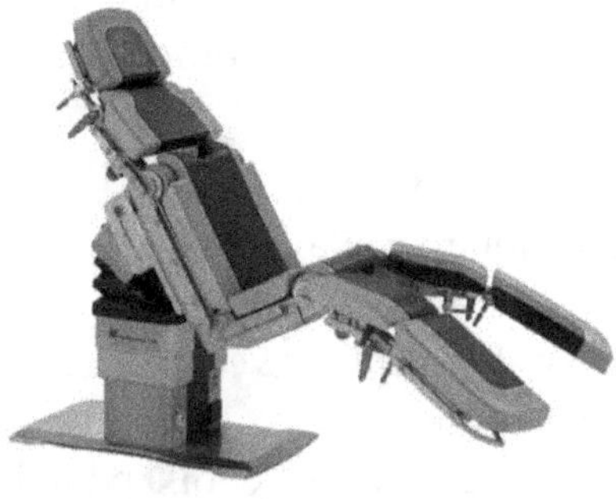

Table d'opération TRUMPF ® à pilier mobile, © TRUMPF.

Tout ceci aboutit inévitablement à une réflexion des infirmières de bloc opératoire qu'il est évidemment fort utile d'entendre.

- *Le choix des tables d'opération*

Pour le personnel soignant, le choix des tables d'opération a une incidence certaine sur l'organisation du travail, en termes de gestion de l'espace, d'hygiène, d'ergonomie et d'effectifs.

La gestion de l'espace en salle d'opération est essentielle. Le choix du pilier mobile permet de positionner celui-ci en fonction des autres équipements dans la limite des bras techniques, s'ils existent. Il permet aussi de sortir le pilier mobile en vue d'un entretien et de le remplacer par un autre, sans nuire à l'activité opératoire.

L'hygiène, elle, est quasiment identique pour les piliers fixes et les piliers mobiles, à ceci près qu'il faut prévoir un entretien périodique de la semelle du pilier mobile, cette opération nécessitant un équipement spécifique, qu'il convient de stocker.

L'installation du patient nécessite de l'attention. L'équipe soignante doit choisir le type de plateau en fonction de l'acte opératoire. Chaque spécialité chirurgicale nécessite un type d'installation en fonction du positionnement du plateau par rapport au pilier et aux équipements spécifiques.

Pour les blocs à activités multiples, si les plateaux sont spécifiques de chaque spécialité, le nombre nécessaire de plateaux différenciés doit être important, car aucun d'entre eux ne peut être polyvalent. Au contraire, plus il y aura de plateaux de type « universel », plus leur nombre pourra être restreint. Dans ce cas, le choix pour le soignant est simple et rapide. Par ailleurs, on imagine bien les conséquences que cela aura sur les effectifs de personnel, quand il faudra entretenir un nombre plus ou moins important de plateaux.

- *Le chariot transfert*

Le transfert du patient entre l'entrée du bloc opératoire et la salle d'opération, ainsi que son retour vers la salle de réveil sont des points à préciser. Il paraît souhaitable et indispensable de limiter le nombre de manipulations du patient, autant pour lui que pour le personnel. Le principe du « chariot transfert » est une bonne solution. A l'entrée du bloc opératoire, le patient est transféré de son lit directement sur le plateau qui repose sur le chariot. L'ensemble est acheminé en salle d'opération et le plateau est glissé, et solidarisé sur le pilier. On évite ainsi deux manipulations du patient ce qui est le cas avec le système de transfert intermédiaire de type brancard. L'organisation globale du bloc opératoire (bloc à activité unique, centralisé ou commun) est déterminante dans le choix du type d'équipement.

Références bibliographiques :

Bibliothèque interuniversitaire de Santé, Paris, 2016.

Germain M. A. & Lepesqueux C., « Patients porteurs de stimulateur cardiaque. Les précautions à prendre au bloc opératoire. », in *Interbloc*, 2005 ; 24 (184) : 202-3.

Les tables d'opération orthopédiques

Par le Pr Jean Dubousset, chirurgien des hôpitaux de Paris, membre de l'Académie nationale de médecine et de l'Académie nationale de chirurgie.

La pathologie de l'appareil locomoteur, y compris du tronc, représente près de 40 à 50% de la pathologie touchant l'être humain au cours de sa vie. D'ailleurs, actuellement en 2015, les actes de chirurgie orthopédique concernent presque 50% de tous les actes chirurgicaux effectués durant cette année sur la population, enfants et adultes confondus. C'est pourquoi l'étude des tables opératoires à destinée orthopédique est parfaitement justifiée.

Ce qui caractérise les tables opératoires orthopédiques, c'est *la traction* que l'on peut installer sur la tête, sur un membre supérieur ou inférieur, sur les 2 membres inférieurs, et que l'on peut placer sur une table opératoire ordinaire en décubitus dorsal, ventral ou latéral, ou le plus souvent sur une table opératoire spéciale, dénommée table orthopédique, dont les modèles se sont affinés au fur et à mesure du temps.

Rappelons que cette traction a toujours été la base des thérapeutiques orthopédiques. Traction aiguë, brusque ou progressive, pour corriger des phénomènes aigus post-traumatiques où les fractures squelettiques entraînent des déplacements et des chevauchements des fragments osseux du fait des tractions musculaires. Traction lente et continue pour corriger des déformations secondaires à des phénomènes de rétractions progressives des éléments capsulaires ou articulaires d'origines variées, dystrophiques, paralytiques, métaboliques, dégénératifs, congénitaux ou acquis.

Dans l'histoire, dès Hippocrate, la traction était utilisée sur des cadres ou des tables opératoires primitives (fig. 1). C'est le cas de ce document célèbre de la réduction d'une déformation rachidienne par Hippocrate où la traction entre MI et les aisselles est parfaitement démontrée, et décrite en détail dans le texte de même que le cadre de réduction.

De même, cette traction est rapportée dans les œuvres de Galien, d'Avicenne et représentée, en 1300, dans des ouvrages de Bagdad (fig. 2) où l'on constate que la table opératoire est figurée par des piquets, et deux aides assurant la traction longitudinale pendant que l'opérateur réduit la fracture vertébrale. Une des premières tables réellement orthopédiques est signalée à Strasbourg, en 1528 (fig.3). Et que penser de la table opératoire pour cette chirurgie d'amputation réalisée au temps d'Ambroise Paré (fig. 4). Grâce à lui, la ligature de l'artère remplace le vieux cautère.

Nous voilà en 1848 (fig. 5) avec la table opératoire et postopératoire de correction progressive des scolioses de Jules Guérin, à l'hôpital des enfants assistés de Paris. Cette chirurgie controversée sera sans grand lendemain et verra l'exil en Belgique de son auteur. Avec la découverte de l'antisepsie (Lister en 1845), de l'anesthésie (1844 et 1846) et de la « vraie » asepsie de Pasteur (1840/44), la chirurgie devient aseptique (autoclave - Poupinel, 1888 ; gants chirurgicaux en latex avec Halsted, 1889 ; radiographie avec Roentgen, 28 décembre 1895). On voit que la réduction d'une cyphose pottique même avec anesthésie générale par François Calot à Berck inclut la traction et la pression directe sur l'apex, mais il n'y a pas encore de table opératoire spécifique (fig. 6).

Les tables opératoires s'améliorent petit à petit et se complexifient pour rendre la chirurgie, et le contrôle radiologique de l'acte orthopédique de plus en plus efficace et fiable (fig.7). On voit très bien, sur cette table orthopédique, l'appui des fesses, le plot périnéal de contre-appui, les pieds du patient bien amarrés sur les semelles métalliques des mâts de traction orientables des membres inférieurs. Mais, on remarque qu'il faudra du temps pour imposer des mesures d'asepsie à tous les spectateurs ou médecins entrés dans la salle d'opération.

Les noms des principaux chirurgiens orthopédistes européens de cette première moitié du XXe siècle sont associés à toutes ces améliorations successives. Codivilla et son élève Putti, Kocher, Bölher, Kuntscher, Chiari, Watson Jones, etc. y sont retrouvés, mais intéressons-nous plus particulièrement aux Français.

Une grande partie de la chirurgie orthopédique peut se passer sur des tables d'opération classiques, ordinaires (fig. 8). Il y a nécessité pour cette table ordinaire de disposer de rails tout au long des plateaux, des deux côtés permettant aux différents appuis locaux de se fixer solidement. Bien sûr, il est souhaitable que la table puisse avoir des zones de charnière cassant l'orientation du thorax par rapport au bassin, du bassin par rapport aux membres inférieurs, etc. Mais, il est indispensable qu'elles puissent être équipées de toute une série d'appuis, de tablettes latérales orientables, mais pouvant être verrouillées dans la position choisie, et de coussins appropriés facilitant une installation spécifique du patient en décubitus dorsal, latéral ou même ventral, avec une exposition, et un accès adéquat à la région opératoire du membre supérieur, inférieur ou du tronc. L'impératif est que la stabilité du patient soit absolue, d'où un certain nombre d'appuis fixes, dont on vérifiera que leur rembourrage est suffisant pour éviter toute compression localisée sur un trajet vasculo-nerveux sensible. L'aide apportée par les bandes adhésives hypoallergiques sciemment disposées est incontestable. Enfin, il est souhaitable que ces tablettes où repose le membre soient radio-transparentes pour effectuer les contrôles radiologiques nécessaires.

C'est ainsi que la chirurgie de pratiquement tout le membre supérieur, y compris la main, et de quasiment tout le membre inférieur, y compris le pied, peut être réalisée, pour peu qu'une traction +/- permanente sur le membre ne soit pas nécessaire. Historiquement, lorsque le chirurgien désire un contrôle peropératoire, on « habille » la cassette de radio dans une enveloppe stérile que l'on place sous la portion du membre opérée et l'on approche l'appareil de radiologie, protégé par un champ stérile au-dessus du champ opératoire. Le risque septique n'est certainement pas nul.

C'est sur ce type de tables où, grâce à divers appuis, de nombreux actes chirurgicaux orthopédiques peuvent être effectués sans traction. Ils peuvent être faits en diverses positions, avec l'avantage de pouvoir modifier facilement celle d'un membre ou d'une partie de membre pendant l'acte chirurgical grâce à une bonne disposition des champs stériles, et souvent avec l'aide d'un assistant dédié à la manipulation du membre. Par exemple, pour une position opératoire en décubitus latéral gauche, la tête et le membre supérieur droit sont installés sur coussins et appui-bras permettant un bon abord aux voies aériennes, et vasculaires pour l'anesthésiste (fig. 9). Par ailleurs, la table peut être « cassée » pour une meilleure exposition d'une partie du tronc ou pour aboutir à une meilleure ventilation pour l'anesthésiste. Le patient est bien calé par divers appuis latéraux solidarisés à la table grâce aux rails de fixation. Le membre inférieur droit, siège de la lésion à traiter, peut ainsi être préparé stérilement dans son ensemble et manipulé librement pendant toute la procédure. Notez que la table opératoire peut être équipée d'un tablier décalé permettant l'installation et l'usage peropératoire d'un amplificateur de brillance par exemple ou de tout autre appareil de contrôle radiologique (fig. 10). La figure 11 montre parfaitement la disposition des appuis pour cette position de décubitus latéral, utilisé aussi bien pour la chirurgie de la hanche, de la cuisse, du genou, de la jambe ou du pied. Il est bien habituel, sur les tables ordinaires ou orthopédiques, qu'un soin tout particulier soit pris pour éviter les points d'appui cutanés en regard des zones sensibles (défilés vasculo-nerveux, etc.).

Grâce à ces nombreux appuis différents, on peut imaginer une foule de positions opératoires pour telle ou telle voie d'abord : les membres supérieurs ou inférieurs, ou tel autre élément du tronc, y compris la tête et le cou. Une bonne partie de la chirurgie rachidienne, en particulier celle par voie antérieure en décubitus dorsal ou latéral, ne réclamant pas de traction peropératoire, peut être exécutée de cette manière.

Il est simple d'équiper une table ordinaire d'un système de traction peropératoire (fig. 12) pour peu que l'on dispose d'étriers stériles, se fixant directement sur le squelette distal (par exemple, le calcanéum comme l'a proposé Alessandro Codivilla à l'aide d'une broche ou directement sur les doigts de la main comme Finochietto, etc. (fig. 13)).

On retrouve, dès le début du XXe siècle, des formes de tables opératoires orthopédiques dont on ne connaît pas vraiment les origines : italiennes, anglaises, allemandes ou américaines, surtout après le développement de l'enclouage des fractures du col fémoral par Smith-Petersen en 1931.

. La table orthopédique classique de Robert Merle d'Aubigné dérivant de ces expériences (fig. 14) est constituée par un cadre fixé à la partie principale de la table opératoire juste à l'aplomb du plot central d'appui au sol de la table. Il est fait d'un montage de tubes rigides et d'un plateau rembourré destiné à recevoir la tête, le haut du thorax et du rachis dorsal du patient. Le sacrum et la partie postérieure du bassin sont posés sur un appui mince et rigide en fer à cheval surmonté d'une tige rigide et rembourrée d'une quinzaine de centimètres, destinée à un appui périnéal, le tout appuyé sur un plateau rigide posé sur la partie distale du plateau principal de la table d'opération. Deux tiges d'extension réglables en longueur, mais aussi permettant de chaque côté un plus ou moins grand angle d'abduction, vont de ce support jusqu'à la fixation des pieds avec ou sans chaussons de réception, eux-mêmes réglables dans toutes les directions, y compris la rotation axiale. Ils sont fixés sur une tige filetée à gros pas pouvant exercer une traction axiale sur presque 40 centimètres, donc permettant une adaptation à tous les calibres de malades. Deux tiges réglables en hauteur, mais appuyées au sol, sont rattachées à ces bras d'extension des membres inférieurs pour les soutenir. Ce système très modulable et facile d'utilisation est quand même dévolu principalement au décubitus dorsal. Une fois installé, le patient permet une manipulation des segments du membre, une traction plus ou moins prononcée pour obtenir le réalignement, la réduction des fragments osseux fracturés, contrôlée radiologiquement de manière aisée. Après la mise en place du champ opératoire stérile, la chirurgie et les divers types d'ostéosynthèse peuvent être effectués. Dans d'autres cas, le positionnement sur la table orthopédique est utilisé pour l'abord classique d'une articulation, la hanche le plus souvent.

. La table orthopédique des frères Judet (fig. 15 à 18) amène encore des améliorations, en particulier en permettant un grand choix de positions opératoires, y compris la position ventrale, tout en conservant une traction sélective et la possibilité de faire une radio peropératoire à tout moment. En particulier (fig. 17), le fait de pouvoir abaisser le membre opéré d'une prothèse totale de hanche par voie antérieure constitue une aide indiscutable. La table orthopédique de Judet est celle qui, dans ces multiples versions et possibilités, donne la plus grande versatilité.

. Les tables orthopédiques pour chirurgie rachidienne

Le propre de la chirurgie rachidienne, en particulier lorsqu'elle est effectuée en décubitus ventral, est d'éviter l'hémorragie, car il faut savoir que la pression abdominale augmente de beaucoup la pression veineuse des veines épidurales et péri-rachidiennes, ce qui génère une turgescence des plexus veineux de Batson et entraîne des saignements importants qui gênent, aveuglent, et ralentissent l'acte chirurgical, tout en augmentant les complications. Pour lutter contre cela, il faut obtenir une liberté abdominale et donc éviter toute pression à ce niveau. La disposition habituelle de coussins assez fermes pour soutenir les points d'appui (crêtes iliaques, thorax) sur une table ordinaire peut suffire, mais souvent, ces coussins se déplacent et le saignement augmente. Par ailleurs, il est souhaitable que les membres inférieurs soient détendus en légère flexion des genoux.

. Le cadre de Relton-Hall (fig. 19)

C'est en 1967 que l'anesthésiste de John Hall, J. E. S. Relton, à Toronto, a imaginé ce cadre que l'on place sur une table ordinaire où les coussins peuvent être positionnés de manière personnalisée sous les deux crêtes iliaques et sous le thorax droit et gauche, en fonction du volume, de la taille, du poids, etc. du patient, de manière à ce que l'abdomen soit le plus possible dans le vide. De plus, des coussins appropriés sont placés d'une part sous la tête et aussi sous les genoux, et les pieds, de telle sorte que tous ces éléments soient détendus, et les points de pression cutanés, protégés.

On peut d'ailleurs associer à ce cadre de Hall-Relton, pour le décubitus ventral, un système de traction simplifié constitué d'une traction tête d'un côté, grâce à un halo, une poulie et des poids, et deux autres poulies mises au niveau de la partie distale de la table, pour qu'à l'aide de deux câbles et de poids, on effectue une traction symétrique, ou asymétrique, des membres inférieurs par l'intermédiaire de bandes adhésives cutanées ou même de broches trans-osseuses fémorales, ou tibiales. Sur une table ordinaire, ce même dispositif peut être utilisé pour une chirurgie antérieure en décubitus latéral avec traction (fig. 22).

. La table opératoire de chirurgie du rachis d'Yves Cotrel

Dérivée du cadre de confection des plâtres correcteurs de scoliose (EDF : Elongation, Dérotation, Flexion), la table de chirurgie d'Yves Cotrel est facile à transporter, car montée sur roulettes blocables en bonne position lorsque celle-ci a été déterminée. Elle est exclusivement réservée à la chirurgie rachidienne par voie postérieure avec traction (fig. 20 et 21). Celle-ci est réalisée par une prise de la tête par une têtière de cuir moulée et rembourrée, ou par une prise par halo-crânien. Le câble de traction est relié à une crémaillère par l'intermédiaire d'un dynamomètre qui permet de mesurer les efforts de traction très précisément pour ne jamais dépasser le dixième du poids du corps. L'axe de la traction céphalique peut être modifié dans le sens vertical pour créer, ou corriger, le profil rachidien cervical et thoracique haut. Les bras sont placés sur des repose-bras réglables dans tous les axes. Le thorax est installé sur un coussin, là encore réglable, et fixé dans la position favorable pour la fonction cardio-respiratoire. Les crêtes iliaques sont placées sur des coussins fermes et réglables en hauteur par rapport au sol – ce qui permet d'ajuster, d'augmenter ou de corriger la lordose lombaire, mais aussi en largeur en fonction de la morphologie, du poids du patient, en plaçant l'abdomen en parfaite liberté à l'abri de toute pression. La contre-traction des membres inférieurs est réalisée par des chaussons fixés aux deux pieds et rattachés chacun à un câble relié à une crémaillère indépendante effectuant une traction asymétrique sur chacun des membres inférieurs, donc sur le bassin, ce qui est très utile dans la correction des bassins obliques paralytiques ou neurologiques. Des appuis transversaux peuvent être installés dans certains cas particuliers. Enfin, une grande cassette de radiographie peut être placée sous l'axe du corps, enfilée dans une glissière adéquate, par le côté céphalique pour contrôle peropératoire si besoin moyennant un certain agrandissement.

. La table MTS de Jackson, initialement destinée par son concepteur à la chirurgie rachidienne avec traction en décubitus ventral, peut être utilisée sans aucune traction (fig. 23) et permet de positionner le patient en flexion hanche et genoux pour libérer la pression abdominale, et exposer plus facilement le rachis lombaire. Là encore, les matériaux utilisés permettent d'avoir une table parfaitement radio-transparente. Tous les positionnements sont possibles. Elle présente des adaptations réalisables pour la chirurgie en décubitus latéral avec traction (fig. 24), pour aborder le bassin postérieur, le rachis antérieur, etc.

. De nombreuses adaptations de tables orthopédiques pour la chirurgie rachidienne (fig. 25) voient le jour, mais toujours avec les mêmes principes de positionnement dans les trois plans de l'espace, avec des possibilités de traction sélective, de radio-transparence pour l'utilisation d'imagerie peropératoire 3D.

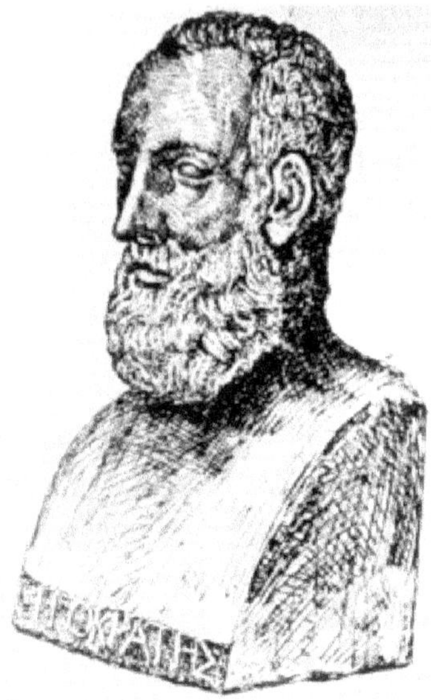

Fig. 1 - Buste d'Hippocrate. Réduction du rachis (Hippocrate).

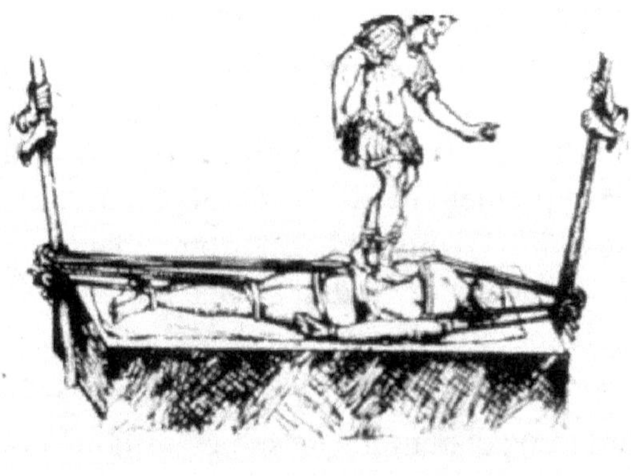

Fig. 1 - Buste d'Hippocrate. Réduction du rachis (Hippocrate).

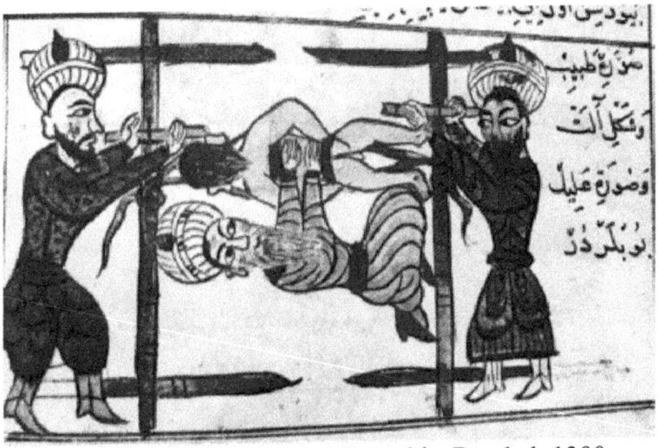

Fig. 2 - Réduction fracture du rachis, Bagdad, 1300.

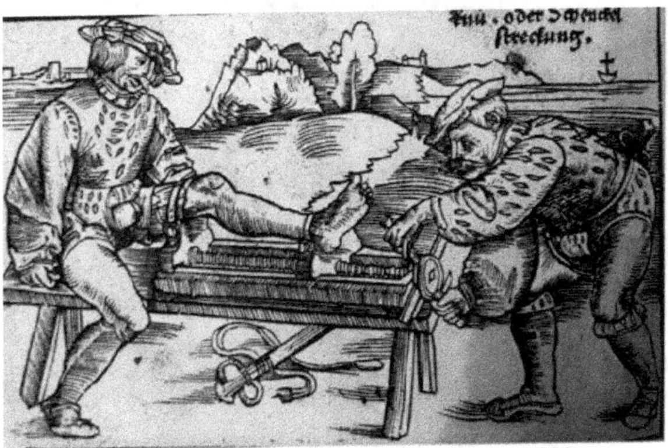

Fig. 3 - Table orthopédique, Strasbourg, 1528.

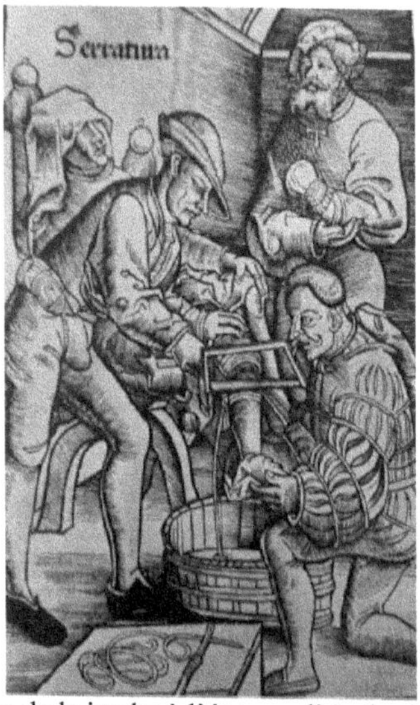

Fig. 4 - Amputation de la jambe à l'époque d'Ambroise Paré, vers 1530.

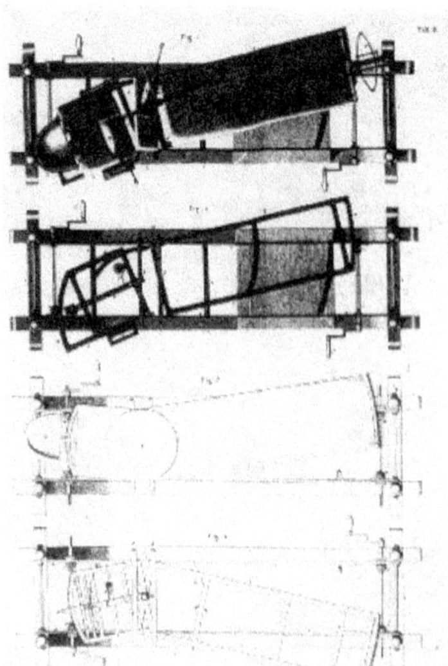

Fig. 5 - Tables opératoires et postopératoires pour scoliose de Jules Guérin (1842).

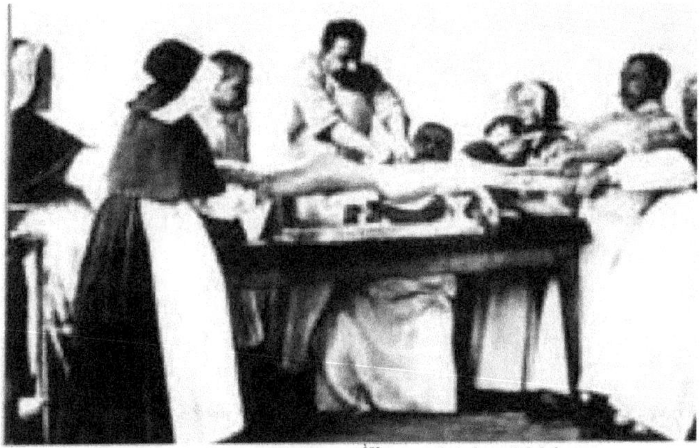

Fig. 6 - L'anesthésie. 1ère anesthésie : 1846.
Table opératoire de François Calot de Berck (1898-1900).
Réduction du mal de Pott. Anesthésie au chloroforme.

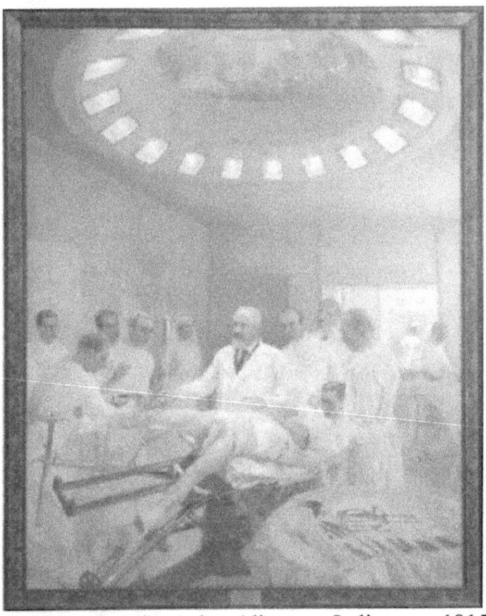

Fig. 7 - Table opératoire orthopédique en Italie, vers 1815-1825.

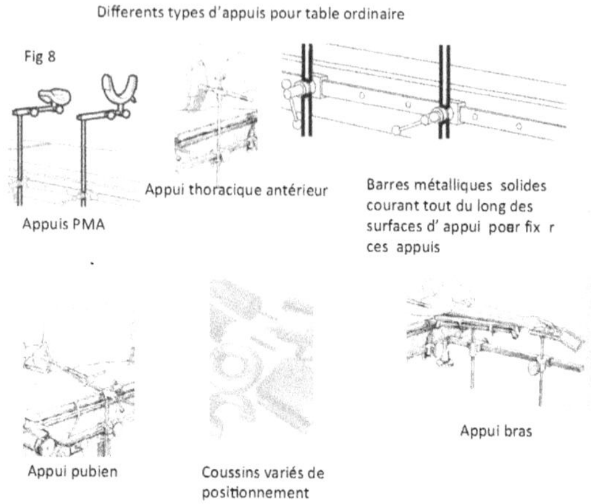

Fig. 8 - Différents types d'appui pour table ordinaire.

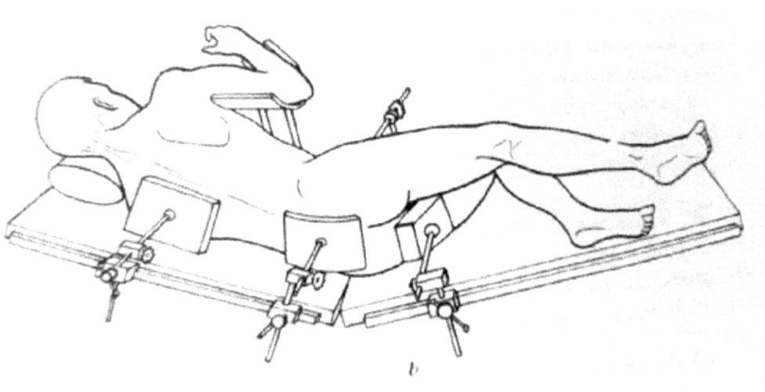

Fig. 9 - Décubitus latéral avec appui-bras supérieur.
Notez la cassure de la table au niveau de la jonction bassin/membre inférieur.

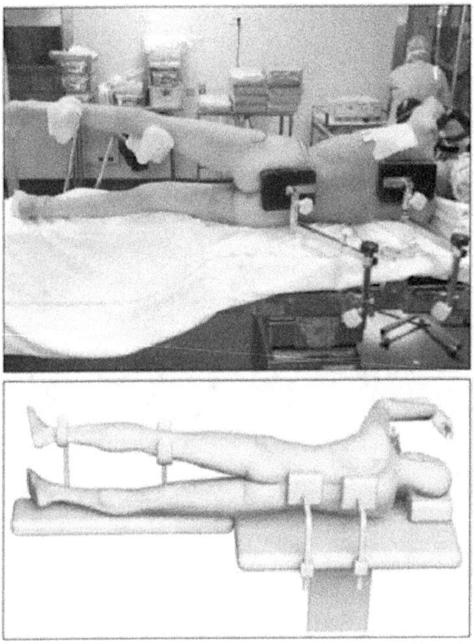

Fig. 10 - Décubitus latéral sur table orthopédique à tablier décalé radio-transparent avec des supports bras supérieur, genou, et tibial inférieur.

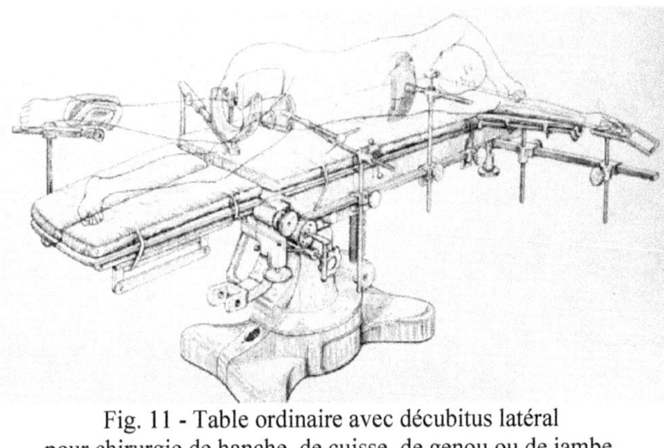

Fig. 11 - Table ordinaire avec décubitus latéral
pour chirurgie de hanche, de cuisse, de genou ou de jambe.

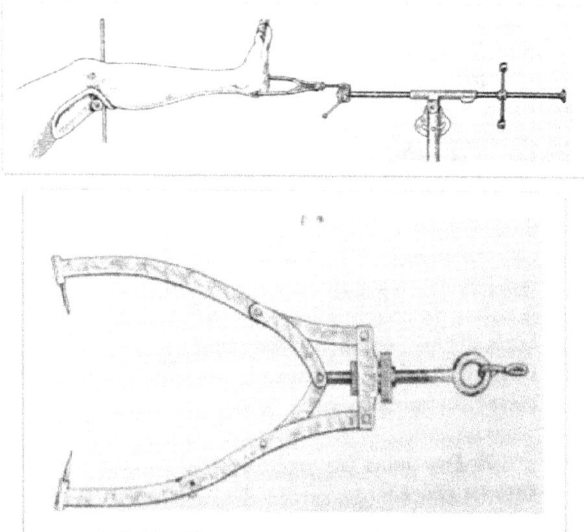

Fig. 12 - Table ordinaire avec traction sur le calcanéum.

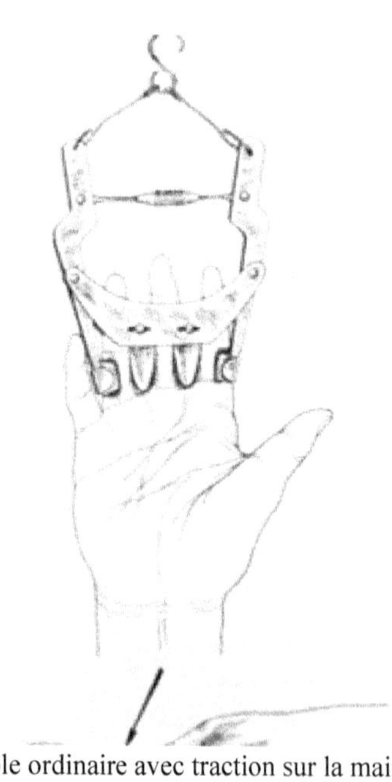

Fig. 13 - Table ordinaire avec traction sur la main de Finechietto.

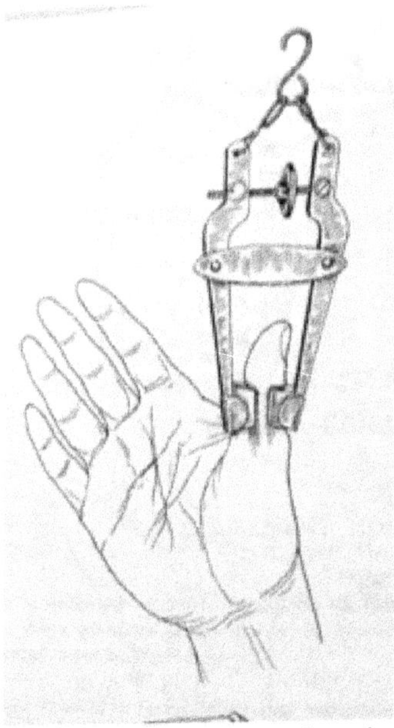

Fig. 13 - Table ordinaire avec traction sur la main de Finechietto.

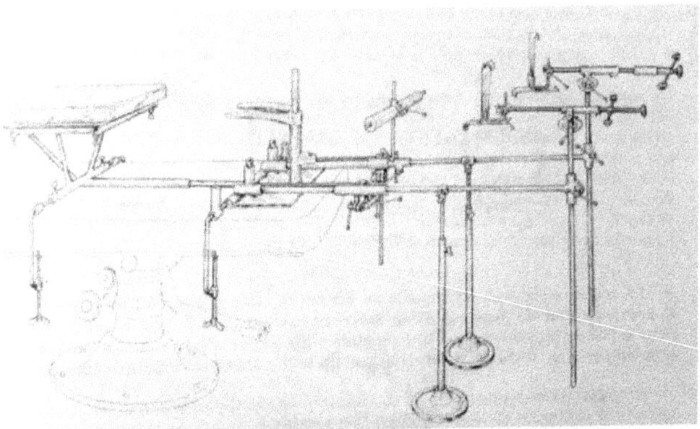

Fig. 14 - Table orthopédique de Robert Merle d'Aubigné.

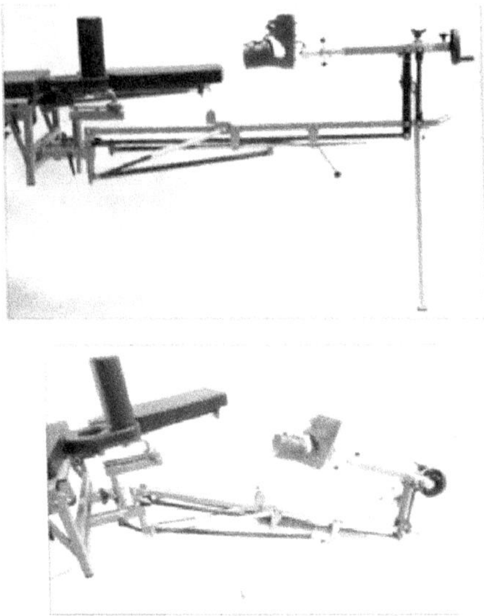

Fig. 15 - Extension unilatérale de la table orthopédique de Judet.

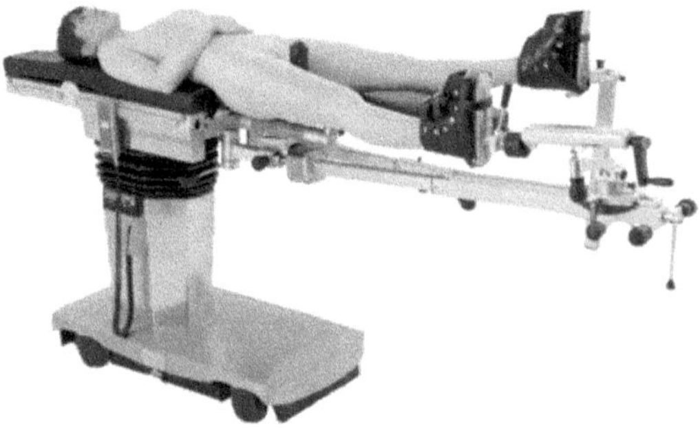

Fig. 16 - Table orthopédique de transfix pour pth[3] - voie antérieure.

[3] Pth = prothèse totale de hanche.

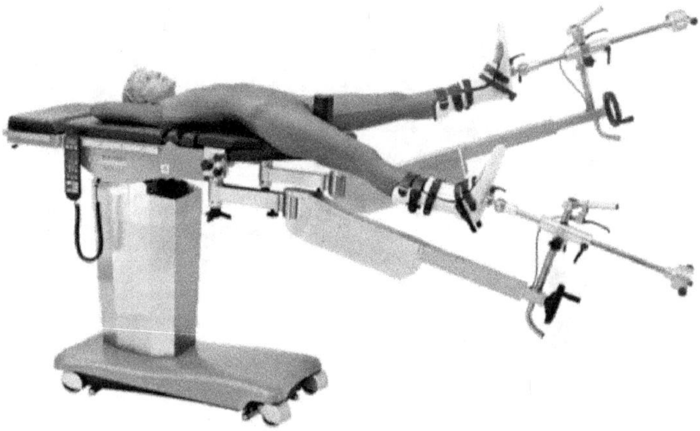

Fig. 17 - Table orthopédique type Judet.
Traction bilatérale radio-compatible pour décubitus dorsal.

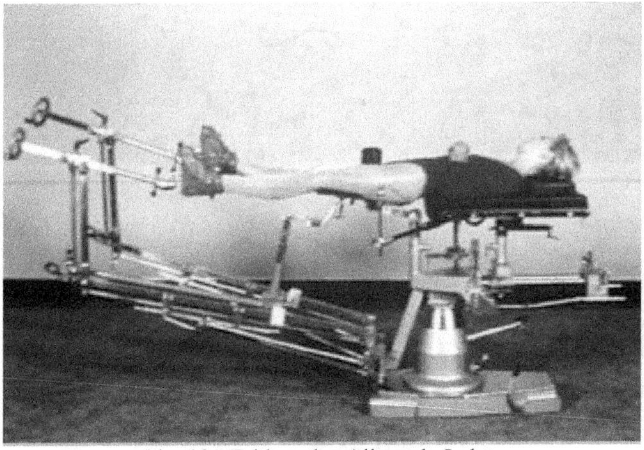

Fig. 18 - Table orthopédique de Judet.
Diverses positions opératoires.

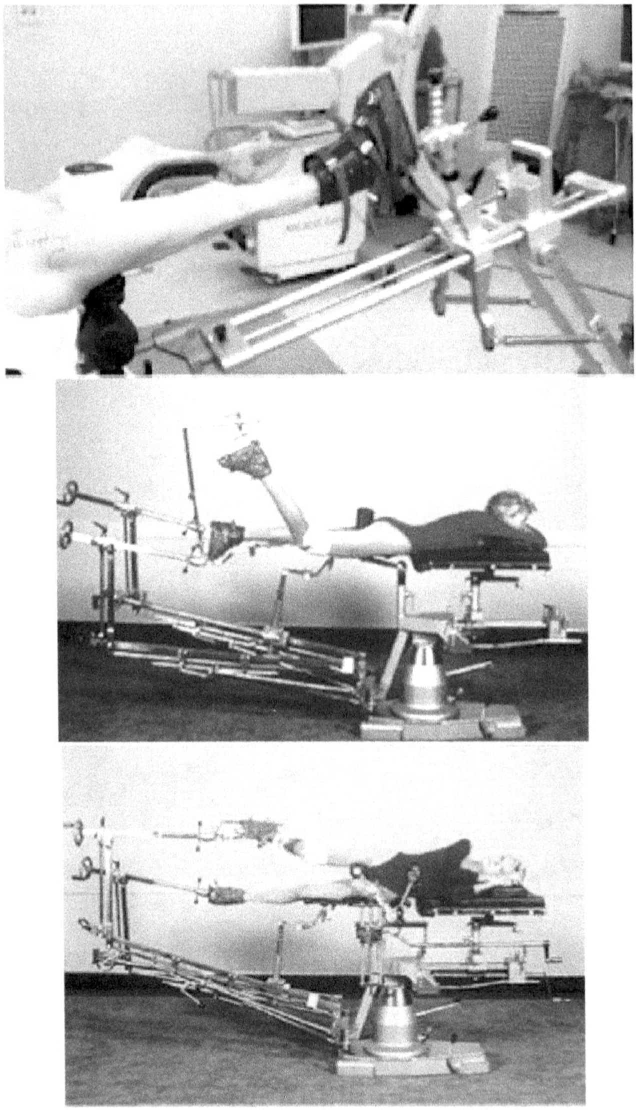

Fig. 18 - Table orthopédique de Judet.
Diverses positions opératoires.

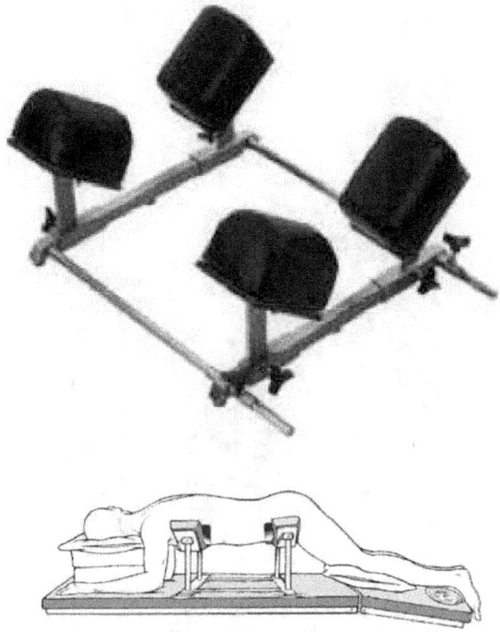

Fig. 19 - Cadre de Relton-Hall pour chirurgie rachidienne postérieure.

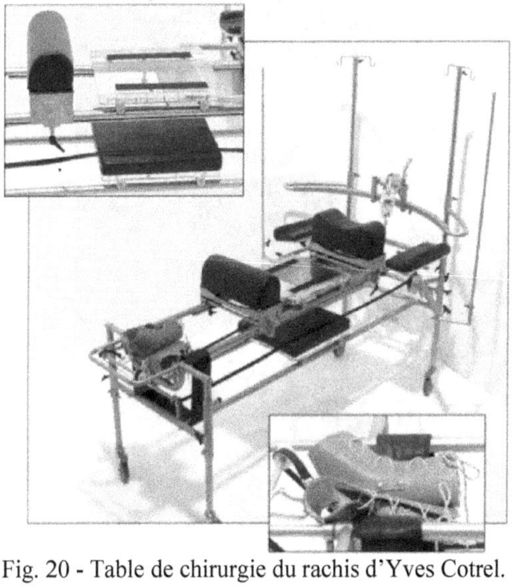

Fig. 20 - Table de chirurgie du rachis d'Yves Cotrel.

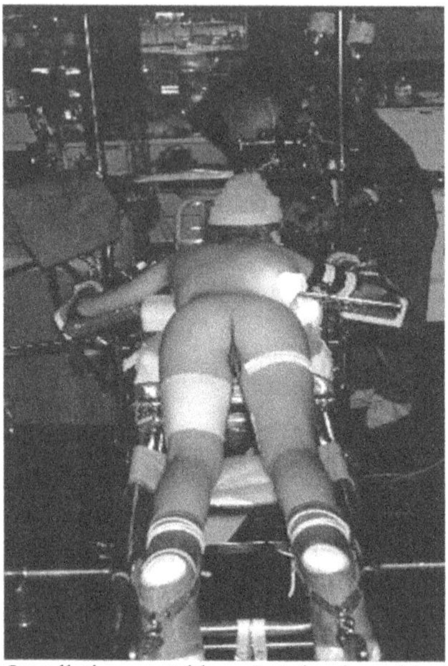

Fig. 21 - Installation sur table opératoire du rachis de Cotrel pour chirurgie de la scoliose.

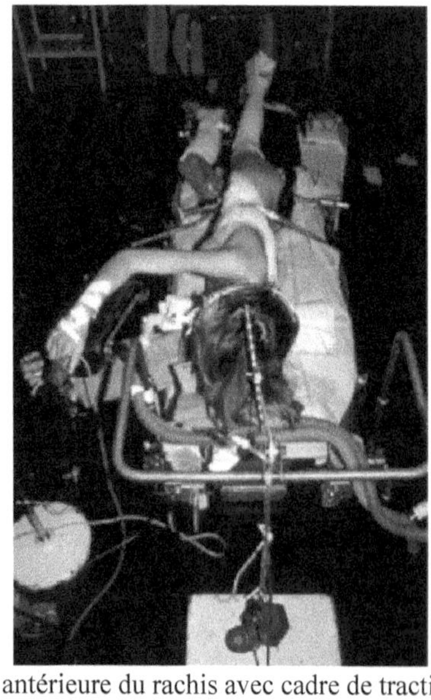

Fig. 22 - Chirurgie antérieure du rachis avec cadre de traction artisanal et halo.

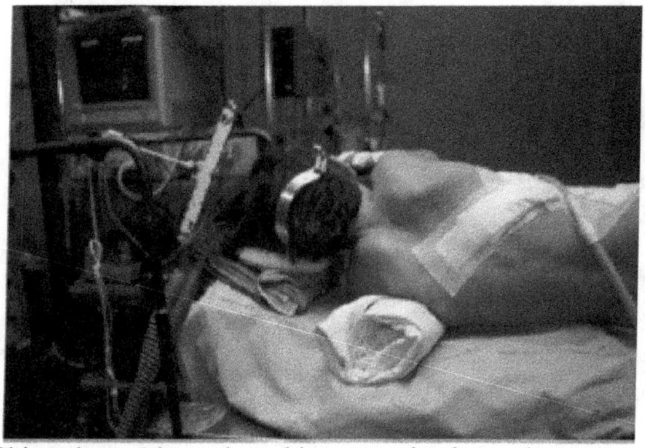

Fig. 22 - Chirurgie antérieure du rachis avec cadre de traction artisanal et halo.

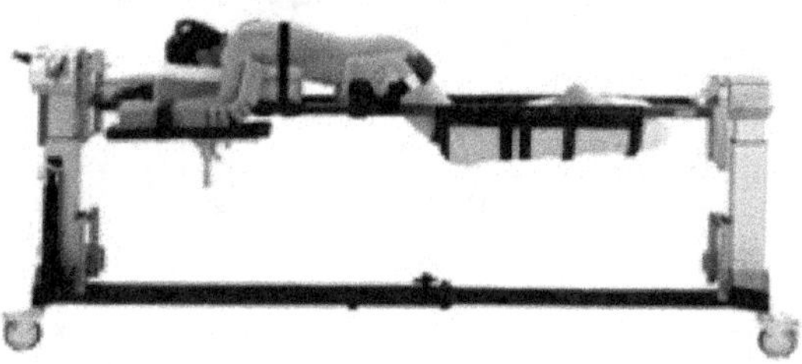

Fig. 23 - Plateau de Jackson pour chirurgie postérieure du rachis.

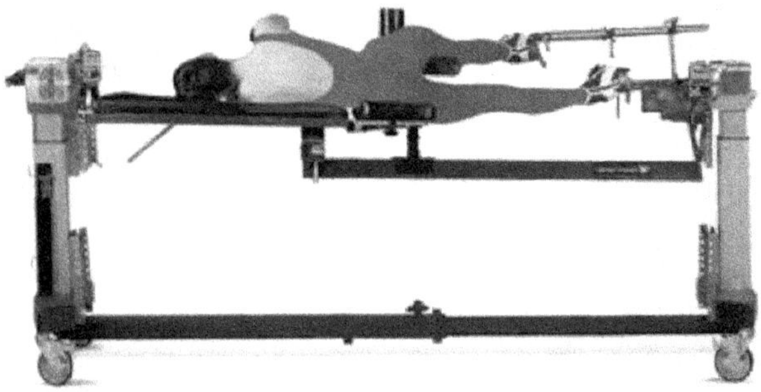

Fig. 24 - Table orthopédique en décubitus latéral à traction unilatérale et membre controlatéral en flexion.

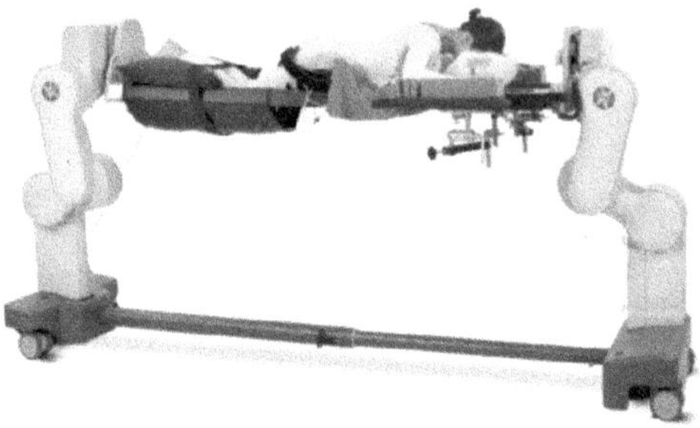

Fig. 25 - Table orthopédique pour chirurgie rachidienne postérieure sans traction. Notez les appuis symétriques des membres supérieurs coudes fléchis.

Références bibliographiques :

Cotrel Y., *Dans les sables de Berck*, Institut de France et maîtrise orthopédique. Entretiens avec Yves Cotrel. 2004, 97.

Dubousset J., auteur de toutes les photos, 2016.

Jackson R., in *Journal Traumato*, 1986 ; 26 : 474-9.

Judet H., Judet J. & Judet R., *Traité des fractures des membres. Examen clinique. Radiographie. Traitement*. Maloine (éd.), 3ème éd., 1948.

Merle d'Aubigné R., *Nouveau traité de techniques chirurgicales*. Masson (éd.), 1974.

Réglementation

Les tables d'opération sont un dispositif médical soumis à une réglementation précise. Selon la norme NF C 74-331, la table d'opération est « *un ensemble mécanique destiné à supporter un patient, animé de mouvements nécessaires aux explorations et interventions chirurgicales en salle d'opération, avec leurs parties intégrantes de base indispensables en utilisation normale* ».

La norme NF S 90-316 concerne le matériel médico-chirurgical et les tables d'opération : « *La présente norme a pour objet de définir les caractéristiques communes à remplir par toutes les tables d'opération mues par l'énergie mécanique, pneumatique ou hydraulique. Elle décrit également les essais à effectuer pour vérifier que les conditions requises sont satisfaites. L'annexe A présente une série d'exemples définissant la table avec un minimum d'accessoires par type de chirurgie. Les dispositifs utilisant l'énergie électrique, comme les afficheurs de positionnement ou les systèmes sonores de sécurité doivent être reconnus conformes au protocole issu de la norme générale NF C 74-010 établi par le laboratoire d'essais concerné. Les tables d'opération mues par l'énergie électrique feront l'objet d'une norme particulière. Les équipements suivants ne sont pas couverts par la présente norme : les brancards d'urgence, les tables à plâtre, les tables et lits d'accouchements, les fauteuils dentaires. Les tables de chirurgie osseuse et orthopédique, de phlébologie, de chirurgie néonatale et pédiatrique, les tables de campagne feront l'objet d'additifs à la présente norme.* »

De plus, « *la table d'opération est destinée à recevoir un patient dont les réflexes ont été amoindris ou suppri-*

més. Par ailleurs, la table d'opération se situe dans un environnement technologique et biologique nécessaire à une intervention chirurgicale. Ces contraintes exigent que la manipulation soit menée avec prudence, selon les règles de l'art, sous la responsabilité de personnes qualifiées et autorisées, selon les règles d'emploi et avec l'habileté exigée pour les interventions chirurgicales ».

La table d'opération doit donc être utilisée dans les configurations prévues par le fabricant, avec des accessoires compatibles avec la table d'opération, selon les recommandations du fabricant.

- *Entretien*

La table d'opération est un dispositif médical. Il appartient au personnel de bloc responsable de s'assurer à chaque utilisation :

- de la conformité du positionnement du matériel avec les recommandations du fabricant ;

- de la stabilité générale de la table ;

- de la fermeté dans le maintien des différents plateaux ou extensions ;

- d'entretenir régulièrement le matériel conformément aux conseils des fabricants ;

- de nettoyer toutes les parties visibles de la table après utilisation ;

- de contrôler les fonctions de blocage ou d'articulation qui doivent être parfaites ;

- de respecter les consignes d'entretien du constructeur ;

- de faire réaliser une maintenance préventive régulière de la table d'opération. Cette maintenance sera conforme aux programmes préconisés par les fabricants et sera réalisée soit par le personnel technique qualifié, et formé de l'établissement, soit par des sociétés de maintenance, soit par le fabricant lui-même.

- Evolution du niveau de sécurité

La longue durée de vie des tables d'opération rend nécessaire d'étudier les améliorations proposées par les fabricants visant à augmenter le seuil de sécurité des dispositifs.

- Il convient également de vérifier l'adéquation entre les performances du matériel et les besoins du service.

- La normalisation et sa promotion sont assurées par l'AFNOR, et les organismes délégués par l'AFNOR, le tout avec l'agrément du ministre chargé de l'industrie, comme les bureaux de normalisation sectoriels. Dans le cas présent, la norme a été élaborée par l'AFNOR normalisation.

L'article 1 précise : *« La présente norme particulière spécifie les exigences de sécurité applicables aux tables d'opération, que celles-ci comportent ou non des parties électriques, y compris les chariots de transfert utilisés pour le transport du plateau, vers ou depuis la base, ou le socle d'une table d'opération à plateau mobile. La présente norme particulière ne concerne pas les fauteuils dentaires pour patients, les fauteuils et lits d'examen, les systèmes de support du patient des appareils de diagnostic et de thérapie, les couvertures chauffantes de tables d'opération, les dispositifs de transfert des patients, les tables et lits d'accouchements, les lits d'hôpital, les tables d'opération de campagne. »*

Références bibliographiques :

Germain M. A., *L'épopée des gants chirurgicaux*, L'Harmattan (éd.), Collection Médecine à travers les siècles, Paris, 2012.

Germain M. A., Bonvalot S. & Missana M. C., « L'épopée des tables d'opérations », in *Annales de chirurgie*, 2006 ; 131 : 162-166.

Germain M. A., Etienne P. & Wioland Y., « Les critères de choix d'une table d'opération », in *Interbloc*, 2004 ; 23 : 275-8.

L.665-1 à 665-9 et R.527 à R.5287 du code de la santé publique (norme NF C 74-331), règles particulières de sécurité pour les tables d'opération chirurgicale.

Lettre circulaire DH/EM 1 n° 96-4459 du 12 août 1996 relative à la sécurité d'utilisation des dispositifs médicaux, incidents ou risques d'incidents liés à l'utilisation des tables d'opération.

NF EN 60601-2-46 d'août 2012.

Appareils électro-médicaux. Partie 2-46 : exigences particulières pour la sécurité de base et les performances essentielles des tables d'opération.

Critères de choix d'une table d'opération

- *Les fabricants*

En France, trois sociétés fabriquent des tables d'opération :

- Trumpf - AMSA ;

- FH Surgical ;

- ALM (distributeur de tables d'opération Maquet).

Aucun de ces fabricants n'a de monopole. En Allemagne, ce sont aussi ces trois sociétés. En Finlande, la société Relson fabrique des tables équivalentes. En Suisse, la société Schaerer est réputée. En Italie, il existe plusieurs fabricants de tables d'opération qui ne sont pas exportées, dont Sourdina.

- *Budget*

Les budgets d'achat et d'installation sont très voisins selon le type de table. Le prix des tables d'opération est compris dans une fourchette très large, entre 10 000 euros pour la table la plus simple et 75 000 euros pour des tables entièrement motorisées, auxquels il faut ajouter 19 000 euros pour les accessoires d'orthopédie.

- *Critères de choix*

Plusieurs critères guident le choix d'une table d'opération :

- Le confort et la sécurité pour le patient, et l'équipe chirurgicale.

- La stabilité, la solidité et la largeur suffisantes. Il existe, pour les patients obèses, des élargisseurs de table et un poids maximum est prévu par le constructeur. Il convient d'ajouter au poids du malade le poids des accessoires et des instruments utilisés.

- L'ergonomie.

- La maniabilité du chariot de transfert avec son plateau pendant les phases de déplacement du patient est nécessaire.

- La facilité et la sécurité de mise en place du plateau sur le pilier, le poids et la facilité de mise en place des accessoires, c'est-à-dire l'encliquetage.

- La technique de serrage en particulier.

- Les hauteurs maximales et minimales du plateau de table dépendent de la taille moyenne des chirurgiens. La convivialité du boîtier de commande de la table est importante.

Il existe deux types de boîtier, ceux à commande filaire et ceux à commande infrarouge. Il faut de plus exiger une commande de secours sur le pilier de la table.

- Le minimum de maintenance. Il faut prévoir au moins une révision annuelle de la table. La longévité des tables d'opération est comprise entre 15 et 25 ans, selon l'utilisation, l'entretien et ses qualités.

- La polyvalence de la table d'opération. Avec le même plateau, il faut pouvoir opérer tous les malades en changeant les accessoires : chirurgie cardiaque et thoracique, chirurgie digestive, gynécologique, chirurgie plastique, chirurgie cervico-faciale, urologique, cœlioscopique.

Font exception à ces plateaux, l'orthopédie et la chirurgie du rachis. Elles nécessitent un plateau spécifique.

- La qualité de fabrication : soudures, finitions, revêtements des matelas en évitant toute aspérité. Il faut, dans la mesure du possible, privilégier les matelas à mémoire de forme.

- L'hygiène, c'est-à-dire la facilité de nettoyage, la résistance aux produits d'entretien.

D'ailleurs, l'entretien des tables d'opération nécessite une détersion, puis une désinfection. Ces deux actions peuvent être réalisées par le même produit. Les laboratoires Anios® ont mis au point le Surfanios®, dans ce but, dont la composition chimique comprend : ammonium quaternaire (2,5%), acide éthylène-diamine-tétra-acétique (6%), tensioactif (6%), amine tertiaire (5%), parfum (1%), colorant (traces). Le Surfanios® est présenté en dosettes de 20 ml à diluer dans 8 litres d'eau. Le produit a des propriétés détergentes et désinfectantes. Il est pulvérisé sur les surfaces de la table d'opération après chaque intervention. Le rinçage est proscrit pour favoriser l'effet rémanent.

Les accessoires et les éléments mobiles, leur poids, la facilité d'entretien, permettent une désinfection optimale, leur revêtement étant solide et uniforme. Pour les accessoires, la « jambière américaine » est le progrès important des dix dernières années. C'est une botte orientable qui évite les phlébites et les syndromes de loge qu'on observe parfois avec les appuis jambiers simples.

Au total, les critères de choix d'une table d'opération sont très nombreux. Le choix final dépend aussi d'autres éléments, comme les délais, le nombre de tables nécessaires, les prix...

Références bibliographiques :

Bulletin officiel du ministère des Affaires sociales de la Ville et de l'Intégration, Lettre - circulaire DH/EM 1, n° 96-4459 du 12 août 1996.

Germain M. A., *L'épopée des gants chirurgicaux*, L'Harmattan (éd.), Collection Médecine à travers les siècles, Paris, 2012.

Germain M. A., Bonvalot S. & Missana M. C., « L'épopée des tables d'opérations », in *Annales de chirurgie*, 2006 ; 131 : 162-166.

La salle d'opération

Les éléments architecturaux n'ont pas une importance aussi grande qu'on pourrait l'imaginer. Plusieurs éléments doivent être cependant décrits :

- *L'isolation thermique* doit être assurée. En effet, la stérilisation est souvent contiguë à la salle d'opération. Or, c'est une source de chaleur notable qui se transmet à travers la paroi. Lorsque tous les locaux sont climatisés, le technicien de la climatisation tient compte de la chaleur dégagée par l'appareil de stérilisation, qu'il prévoit d'évacuer. S'il s'agit d'une salle d'opération dotée d'une climatisation individuelle et que l'appareil de stérilisation est proche de la salle d'opération, l'investissement en climatisation devient peu efficient.

- *L'isolation phonique*

Les parois de la salle d'opération doivent assurer une bonne isolation phonique. Elles doivent protéger des bruits venant de l'extérieur, c'est-à-dire des bruits des locaux contigus, mais aussi des bruits qui peuvent être transmis.

- *La résistance des parois*

Les éléments encastrés doivent pouvoir contenir et supporter les bistouris électriques, les négatoscopes.

- *Le revêtement*

Les matériaux des parois doivent pouvoir recevoir un revêtement approprié. Le carrelage est beaucoup utilisé. En particulier, les réservations de niches doivent être pensées pour incorporer des appareils encastrables. Les emplacements et les dimensions des appareils doivent être prévus, car ceux-ci ne seront mis en place qu'ultérieurement.

- *Les sols.* Le sol d'une salle d'opération doit pouvoir supporter une charge de 450 kg au m^2. Cela correspond au poids d'un appareil de radiologie.

- *Le plafond* doit permettre l'accrochage des appareils d'éclairage opératoire. L'architecte doit gérer cette question. La face inférieure du plafond doit être lisse, en matériaux non friables et ne pas attirer les poussières, c'est-à-dire qu'il doit être étanche. Le recouvrement du plafond doit être le plus simple possible. Le plafond absolument lisse doit être fait sur mesure. Bien sûr, les joints sont dangereux comme la poussière, mais ils sont parfois indispensables. Il existe aussi des plafonds perforés dont les trous laissent passer l'air pulsé. Ce dispositif permettrait de diminuer la vitesse de l'air et d'éviter les perturbations exagérées. Les perforations joueraient un rôle fonctionnel dans la climatisation. Mais, les architectes ne partagent pas cet avis.

- *La hauteur de salle* avoisine les 2,80 mètres. Cela est insuffisant, car il est nécessaire de prévoir, outre les dispositifs d'éclairage classiques, un éclairage de second champ qui ajoute une incidence complémentaire et la place nécessaire pour loger cet appareil. Considérant que le champ opératoire est à une hauteur moyenne d'un mètre, la règle d'or concernant la distance du champ opératoire à la source d'éclairage est également d'un mètre, ce qui fait deux mètres. Pour passer à 2,80 m, il reste donc 80 cm pour loger la suspension. De plus, une caméra de télévision peut être combinée avec l'éclairage opératoire. Enfin, il faut amener, par l'intermédiaire de la suspension de l'appareil d'éclairage, les arrivées de fluides et certains courants faibles. Aussi, il faut prévoir une hauteur minimum de 3 m, l'idéal se situant à 3,10 m.

Autrefois, on utilisait le dispositif des contrepoids à balanciers qui équilibraient les appareils. A présent, avec les appareillages déportés, le couple de force est notablement augmenté du fait des suspensions compensées. Comme il est nécessaire de lui ajouter celui du projecteur pour champ secondaire et celui du dispositif d'arrivée des fluides, la résistance du plafond au point d'ancrage des appareils d'éclairage doit être portée à 500 kg au m^2, alors que 300 kg au m^2 étaient autrefois suffisants. L'architecte doit donc prévoir des trémies dans lesquelles on peut passer pour s'ancrer. Sinon, il faudrait creuser dans une dalle de béton, ce qui est inacceptable, car cela fragiliserait la structure.

Prévoir les passages nécessaires sous-entend sauvegarder l'avenir, c'est-à-dire amener l'éclairage, les fluides, supporter une caméra de télévision, constituer un ensemble, pouvoir à tout moment passer un conducteur supplémentaire ou une canalisation supplémentaire. En résumé, anticiper.

De fait, il faut que la structure architecturale anticipe tout ce qu'il peut être nécessaire d'amener dans le bloc opératoire. Les équipements intéressent l'architecte et il faut qu'il les connaisse en temps voulu.

- *Les parois*

Les murs des salles ne doivent pas être des récepteurs de germes, ce qui peut arriver s'il y a une solution de continuité ou un vide entre le revêtement, et la paroi elle-même.

- *Les ouvertures*

La salle d'opération doit comporter de nombreuses ouvertures. Ce sont les entrées et les sorties. La seule solution pour que la salle soit bien protégée est que la fermeture des portes soit automatique, sinon les portes seront sans cesse ouvertes. La porte d'accès du malade doit avoir au moins 1,60 m de large pour laisser passer l'équivalent d'un lit. La largeur optimum est celle d'un patient sur table orthopédique, les deux cuisses en abduction à environ 35-40 degrés, ce qui est le maximum. Les dimensions sont de 1,60 m ou 1,40 m si le personnel sort le malade sur table orthopédique, mais les revêtements de mur souffriront. Les largeurs de porte de 1,40 m seront à deux battants, car les portes à un seul battant ne sont pas suffisamment solides avec un tel développement. Il serait possible d'utiliser une porte de 80 cm qui laisse passer un chariot à frottement dur. Il faut seulement protéger les murs de tous les articles métalliques dépassant du chariot. Il existe aussi la solution d'une porte de 1,40 m avec inégalité des deux vantaux : avec une partie semi-fixe qui est rarement ouverte et une partie suffisamment large pour laisser passer le malade, ce qui nécessite un battant d'au moins un mètre. Cette question de largeur de porte se retrouve pour la salle de réveil, pour l'ascenseur et pour l'entrée de la chambre. La porte d'entrée du chirurgien doit être à ouverture et à fermeture automatique avec commande au pied. D'autres dispositifs ont été imaginés. La durée d'ouverture de la porte doit permettre le passage d'un chirurgien. Il est illusoire de penser que plusieurs personnes peuvent passer ensemble. Il faut que l'ouverture de la porte soit répétitive et que son ouverture-fermeture soit brève. Il serait pourtant souhaitable que plusieurs personnes puissent franchir cet accès. Cette porte doit pouvoir être commandée manuellement et l'automatisme doit pouvoir être mis hors circuit à partir de la salle d'opération, en particulier pour l'entretien. La porte d'entrée du chirurgien est habituellement coulissante et entre dans une double paroi. Ceci est alors un repère de saleté. Aussi, la moitié de la cloison doit pouvoir être démontée pour qu'on puisse aller nettoyer les saletés. Il faut donc pouvoir intervenir dans les portes coulissantes, sans faire d'importants travaux. Il existe aussi les portes coulissantes qui coulissent à l'extérieur de la salle, sans doublage. La porte d'accès du chirurgien peut être commandée à l'entrée et à la sortie, et il n'est alors pas nécessaire de prévoir un temps d'ouverture. Concernant la porte du chirurgien, celui-ci donnera un coup sur la paroi latérale et la porte s'ouvrira, mais il ne redonnera pas un coup quand il sera de l'autre côté. Il ne faut pas lui demander d'appuyer de nouveau de l'intérieur, donc il faut temporiser la fermeture de la porte. Cela nécessite un système d'ouverture automatique de chaque côté, car le chirurgien qui est entré ressortira par la même porte. Il convient également lorsqu'on installe une porte à ouverture automatique d'installer une partie vitrée permettant de voir qui est derrière elle, sinon on risque des accidents. Il existe également des portes automatiques qui sont battantes et à faible vitesse, avec un ressort, c'est-à-dire qu'on ne peut pas rester coincé dans la porte.

La porte battante est source de déplacement d'air. Or, lors de l'ouverture, on passe d'une zone stérile n°3 à une zone n°4. On risque alors une contamination. Aussi, la porte coulissante est plus pratique malgré l'ennui des coulisses qui ne sont pas toujours très propres. Une autre question est celle des joints, en particulier ceux des portes. Lorsqu'on emploie deux matériaux différents, il y a trois obstacles : entre le bâti de la porte et le mur, entre la porte et son bâti, et entre les carrelages qui constituent la surface carrelée.

- *La porte d'accès du matériel stérile.*

Parfois, cette porte d'accès est remplacée par un guichet. Auquel cas, pour introduire du matériel stérile, il est nécessaire qu'une personne se tienne en permanence dans la réserve stérile. Comme on manque de personnel, il est difficile d'imaginer une personne assise toute la journée, soit 8 heures, pour passer un total de 25 boîtes d'instruments. Aussi, la meilleure solution, est-elle une porte par laquelle la panseuse peut sortir de la salle, se déplacer, prendre une boîte et revenir. Il faut aussi souligner que tout le matériel nécessaire à l'intervention doit être disponible en salle d'opération, avant le début de l'acte opératoire. C'est le difficile métier de panseuse-instrumentiste.

- *La sortie des objets souillés*

Cette sortie peut se faire par un guichet de grande taille qui laisse passer tous les déchets, le linge opératoire et les instruments. La majorité des salles d'opération ont un guichet souvent de trop petite dimension. Il existe parfois deux guichets, l'un commandé par une pédale depuis la salle d'opération et conçu pour le retour des boîtes vides à la stérilisation, l'autre, quant à lui, commandé depuis la stérilisation et permettant l'arrivée du matériel nécessaire. En pratique, le plus souvent, on se sert de la porte.

- *Quel est le rôle des guichets ?*

Le guichet est utile pour sortir la pièce opératoire de la salle pour le laboratoire. Pourtant, pour débarrasser la salle, le plus efficace est de le faire par la porte. En effet, le poids moyen du linge utilisé lors d'une intervention est de l'ordre de 40 kg, auquel il faut ajouter des tables, des paquets. La porte est la bonne solution. Une autre solution pourtant existe : il y a des portes avec un guichet en leur milieu. Il y a aussi la possibilité de doubler le guichet avec un portillon descendant jusqu'au sol. Pour le passage du matériel sanglant, le chariot est une solution intéressante. Il faut éviter de passer ce matériel par le guichet, car cela laisse souvent des traces le long du mur. Celles-ci ne seront peut-être pas nettoyées entre les interventions. Il faut que le matériel sanglant reste le minimum de temps dans la salle. Concernant les pièces opératoires, elles ne doivent pas être évacuées systématiquement pendant l'opération, car le chirurgien peut en avoir besoin pour faire le compte-rendu opératoire, des mesures et des photos.

- *Les plans de travail fixes. Les paillasses*

Les paillasses doivent exister et sont utilisées pour y déposer les boîtes d'instruments, le matériel, les instruments en paquets, destinés à être utilisés pendant l'intervention. Elles doivent siéger là où elles sont utilisées. En son absence, il faut faire appel secondairement à un meuble ou à une table mobile dont la partie supérieure est un plan de travail. Par ailleurs, les meubles ou tables apportées en salle sont adossés à un mur, et la poussière accumulée dessous, et derrière prouve leur inadéquation. On demande plusieurs choses à la surface de travail : être imperméable, d'entretien facile, résistante aux agents d'entretien utilisés. Certains liquides utilisés tachent, en particulier la teinture d'iode qui est à l'origine de taches difficiles à ôter. Les carrelages utilisés pour les paillasses sont de préférence en grès.

Les plans de travail sont assez larges pour permettre de poser les boîtes, c'est-à-dire au moins 45 cm. Cette dimension correspond à trois fois la dimension des carrés de grès qui font chacun 15 cm. La hauteur de ces plans de travail est également importante. La hauteur de 70 cm à partir du sol semble adéquate, car on y pose des tambours de 30 cm de haut. Le total est donc de 70 + 30 cm = 1 mètre. De fait, c'est le chirurgien qui y prend le linge. Or, le danger, c'est que le bord de la tenue du chirurgien touche le rebord de la boîte si celle-ci est trop haute. C'est une des raisons pour laquelle la hauteur de la paillasse de 70 cm est appropriée.

Sous les paillasses, on peut disposer des meubles de rangement et les petits matériels nécessaires à l'installation du malade sur la table. En tous cas, il y a intérêt à baisser la hauteur de la paillasse plutôt qu'à l'élever.

Un autre impératif est d'insonoriser la paillasse avec une substance synthétique : le polyester par exemple.

L'utilisation des cylindres est propre à la France. Aux Etats-Unis, ils ne connaissent pas les cylindres. Ils utilisent des paquets, c'est-à-dire des emballages sous papier sans tambour. Ils le sont maintenant également en France.

- *Le sol de la salle d'opération* doit être plan de façon à assurer la parfaite stabilité des tables d'opération roulantes, des tables et guéridons à instruments, des appareils d'anesthésie et de réanimation, de l'amplificateur de brillance et de son écran. Ces appareils sont lourds et encombrants, souvent peu maniables. Aussi, le sol devra-t-il être résistant pour supporter sans déformation le passage des roues et permettre le roulage facile de ce matériel. Il sera de teinte uniforme et capable d'assurer l'évacuation de l'électricité statique. Le sol doit être facilement nettoyable et d'une porosité minimum pour ne pas garder la trace des liquides qui peuvent s'y répandre. Il existe parfois un siphon de sol avec une grille d'évacuation d'eau située dans un angle à l'écart du passage des médecins et infirmiers afin que ceux-ci ne salissent pas leurs bottes. Le sol peut être alors légèrement en pente vers ce siphon afin de faciliter l'évacuation de l'eau. Le siphon peut être surmonté d'un robinet d'eau de section suffisante. Le sol doit avoir un revêtement relativement uniforme afin de pouvoir retrouver facilement un petit instrument ou encore l'aiguille tombée. Un certain marbrage ou mouchetage est possible pour rendre le sol moins salissant. Les couleurs ne doivent pas être trop vives ou fatigantes pour les yeux des chirurgiens. Les angles de raccord entre le sol et les murs doivent être arrondis afin de faciliter le nettoyage avec un rayon de 5 à 10 mm. En effet, un trop grand rayon gênerait le rangement des tables ou des appareils le long du mur. Le revêtement de sol doit permettre l'écoulement des charges électrostatiques pour empêcher l'explosion de certains gaz anesthésiques. Il existe plusieurs moyens d'assurer une conduction suffisante, par exemple en effectuant un quadrillage en lattes de cuivre placées entre les joints. Il est également nécessaire de relier les appareils à la terre.

Plusieurs pays ont édicté des normes :

. Pour empêcher l'accumulation des charges électrostatiques dangereuses, la surface du sol doit fournir un parcours de conductibilité modérée entre les personnes et les équipements.

. La résistance du sol conducteur mesurée entre deux électrodes placées à trois pieds l'une de l'autre doit être inférieure à un million d'Ohms (norme américaine).

. La prise de terre doit être particulièrement soignée.

- *Matériaux des sols*

Les sols des salles d'opération peuvent être en différents matériaux, comme des carreaux de grès céramique, des carreaux en aggloméré de marbre, des revêtements coulés et polis en aggloméré de marbre, des dalles de caoutchouc conducteur ou de plastique conducteur fabriqué en noir avec des marbrures blanches. Ce dernier matériau correspond aux normes américaines et allemandes. Il doit être posé avec beaucoup de soin en utilisant une colle spéciale à base de néoprène conducteur en intercalant, sous les dalles, des bandes de cuivre de 10 mm de largeur et de 8 centièmes de mm d'épaisseur en quadrillage. Ces bandes doivent ensuite être reliées à la terre. Le revêtement des sols doit être conductible. C'est le cas en particulier avec le matériau plastique conducteur. Ces revêtements sont nécessaires, car les risques d'explosion existent vraiment (8 à 10 explosions par an en France). Pour le nettoyage de la salle, il faut prévoir un siphon. Si celui-ci est placé à l'intérieur de la salle, c'est une source de contamination. Il faut donc peut-être le placer à la sortie de la salle, dans le couloir, avec une cuvette de réception des déchets. C'est le plus parfait bouillon de culture. Il faut donc le nettoyer en permanence. Il est prévu dans la réglementation que les sols puissent être lavés à grande eau. Il faut donc que le personnel qui pousse l'eau vers ce siphon le trouve à la sortie, du côté sale de la salle d'opération. Il faut en effet la nettoyer plusieurs fois par jour. En cas d'opération sanglante, la salle doit être nettoyée à grande eau et les eaux de nettoyage doivent être évacuées rapidement. Les liquides désinfectants sont également utiles. Les poussières, qui se rassemblent particulièrement au sol, suivent la trace des équipes chirurgicales qui viennent avec des bottes réputées aseptiques et des vêtements propres jusqu'à la table d'opération. En France, on n'effectue pas de lavages des sols aussi fréquemment que dans les équipes américaines. Le rassemblement de poussières porteuses de germes sur le sol est une réalité. Des moyens simples d'asepsie des sols, des nettoyages contribueraient à une diminution de ces poussières et des risques qu'elles entraînent. D'après les études du Pr Vilain, chirurgien, et du Pr Maisonnet, hygiéniste, l'asepsie est moins le fait d'une architecture qu'il faut néanmoins surveiller et nettoyer, que de l'équipe opératoire elle-même qui amène, sur le champ opératoire, nombre de germes nocifs pour le malade. Les poussières qui voltigent en salle d'opération sont essentiellement des poussières de coton. Il faut noter que ce coton a été stérilisé. Elles voltigent en salle d'opération même après le ménage. En effet, on ouvre toujours une boîte de compresses ou une autre qui a contenu un textile ayant tendance, après stérilisation, à faire des « peluches ». Les chirurgiens s'en méfient, car elles tombent dans le champ opératoire. Toutefois, la poussière et les germes sont deux choses très différentes.

La réglementation impose des impératifs. En cas d'accident, le chirurgien est le patron du bloc opératoire, mais, juridiquement, la responsabilité sera en partie reportée sur le directeur de l'établissement.

Ainsi, le port de vêtement en nylon est proscrit en salle d'opération. Le risque d'incendie ou d'explosion prévoit le port de chaussures à semelles conductrices pour toute personne présente en salle d'opération. C'est là un argument pour une coopération entre les chirurgiens et les techniciens au moment des études de construction des salles. Il faut donc assurer la conductibilité du sol d'une salle d'opération, mais aussi imposer au personnel de porter des chaussures spéciales. Il convient de trouver des mesures de sécurité qui n'entraînent pas des dépenses trop importantes, tout en assurant le résultat recherché. Des sommes considérables sont engagées pour réaliser des sols antistatiques. C'est un des éléments de la protection, mais il faut également que le personnel qui est dans la salle soit relié au sol. A un moment, il a été proposé de mettre des petites chaînettes aux chevilles des chirurgiens. On a renoncé. Actuellement, il existe des chaussures à semelles conductrices. On rencontre, en effet, dans la littérature juridique, un certain nombre de procès relatifs à des explosions intrarectales, à des interventions intra-trachéales avec des gaz anesthésiques ou des produits qui ont pris feu. Mais, aucune information n'existe sur d'éventuelles étincelles sur du nylon ou des matières analogues. Les accidents décrits sont provoqués par des instruments au voisinage d'une zone gazeuse et non par les slips, ou les soutiens-gorge du personnel. Les accidents dus à l'électricité statique sont beaucoup plus fréquents aux Etats-Unis qu'en France, surtout dans les régions sèches où des statistiques impressionnantes ont été publiées. Elles n'existent pas en France.

Cela tient à ce que la France est un pays relativement humide. Il se produit très peu d'accidents de ce type. Pour qu'une explosion se produise, il faut deux éléments : une étincelle et un mélange détonant. Cette étincelle peut être produite par le bistouri électrique et par les circuits de rupture. Outre le bistouri électrique, le laryngoscope des anesthésistes, au moment où on l'allume, peut provoquer des étincelles.

Les sols durs sont également une préoccupation. Les chirurgiens préfèrent les sols mous, en caoutchouc traité d'une façon particulière. Outre la dureté des sols, la résistance mécanique des sols intervient. Le caoutchouc conducteur est actuellement abandonné comme revêtement de salle. Il existe des matières plastiques, car les tables d'opération, les appareils de radios sont très lourds. Il faut également diminuer le coefficient de frottement. Le grès céramique se dégrade lui-même en se fendillant sous le poids des tables et des appareils de radio. En effet, les déplacements des appareils créent des vibrations. Les tables d'opération provoquent des dégâts avec des différences de niveau entre les divers carreaux. En principe, il ne faut pas encaustiquer un sol en carrelage dans une salle d'opération.

- *Les réservations des canalisations*

Avant de réaliser la pose du revêtement de sol, il faut encastrer, dans la dalle en béton, les nombreuses canalisations de fluides et d'électricité qui sont susceptibles d'équiper les salles d'opération. L'électricité 12 volts, 110 et 220 volts, la commande des bistouris, les gaz anesthésiques (azote, protoxyde d'azote), l'aspiration, l'air comprimé, l'oxygène, le vide. Il faudra placer les prises avec des boîtiers étanches. Certaines de ces canalisations seront placées dans des fourreaux rigides pour pouvoir être nettoyées. Tout doit être prévu initialement, car les ajouts et les réparations ont un coût important, et le résultat reste souvent visible, et désagréable.

Références bibliographiques :

Germain M. A., Bonvalot S. & Missana M. C., « L'épopée des tables d'opérations », in *Annales de chirurgie*, 2006 ; 131 : 162-166.

Germain M. A. & Lepesqueux C., « Patients porteurs de stimulateur cardiaque. Les précautions à prendre au bloc opératoire. », in *Interbloc*, 2005 ; 24(184) : 202-3.

Poncet A., « Une salle d'opérations à l'Hôtel-Dieu de Lyon », in *Rev. de Chir.*, 1889 ; IX : 605-637.

L'installation électrique des salles d'opération

L'installation électrique dans les salles d'opération doit faciliter la tâche de l'équipe chirurgicale et éviter les accidents potentiellement graves, mettant en cause la responsabilité de l'administration hospitalière et celle des médecins.

Plusieurs points doivent être considérés.

. L'énergie électrique de la salle utilisée doit être disponible en permanence. Certains produits anesthésiques ou certains liquides volatils peuvent former, avec l'atmosphère ambiante, des mélanges explosifs.

. Certains appareils électriques pour le diagnostic, la chirurgie ou la thérapie ont recours à des tensions élevées et nécessitent des précautions spéciales.

. Certains matériaux ou gaz, mauvais conducteurs de l'électricité, peuvent provoquer la formation, ou l'accumulation, de charges d'électricité statique. Celles-ci peuvent se manifester par de brusques décharges avec des étincelles qui peuvent déclencher des explosions.

- *L'installation, l'équipement et l'entretien d'un réseau de distribution et d'appareils électriques* dans les locaux et dans les salles d'opération doivent répondre à des obligations particulières :

. la mise en service de techniques très spécifiques ;

. l'emploi d'un matériel électrique important et varié ;

. des appareils d'électrodiagnostic sensibles aux influences intérieures, aux liquides et aux gaz inflammables ;

. nécessité d'assurer un service continu sans qu'aucune perturbation ne puisse gêner une opération en cours ;

. personnel nombreux évoluant dans l'espace restreint que représente une salle d'opération.

Aussi, l'installation électrique d'un bloc opératoire en première installation, lors d'une modification ou de son remplacement doit respecter plusieurs conditions et notamment rendre impossible :

. les explosions,

. l'apparition de tensions parasites ou perturbatrices,

. la création de champs électriques perturbateurs,

. les arrêts de fonctionnement,

. l'arrachage des câbles,

. les défauts d'isolement,

. la chute d'objets ou de liquides à l'intérieur des appareils,

. un niveau de bruit trop élevé,

. la transmission des vibrations.

Tous les appareils électriques installés à poste fixe ou mobile dans les salles d'opération doivent être conformes aux règles particulières les concernant : normes C. 74 300 à 306 pour les appareils électro-médicaux, normes C. 74 100 pour les appareils de radiologie et C. 74 pour les appareils d'électroradiologie.

Toutes les installations électriques existant dans les salles d'opération doivent être conformes :

. à la norme NFC 15 100 (prescription et règles d'exécution pour les installations de 1ère catégorie),

. à la norme C. 12 100 (installation de salles d'opération, surtout la réglementation concernant la sécurité contre l'incendie dans les établissements recevant du public (arrêté du 23 mars 1965, équipement de type U, portant application du décret n° 54 856 du 13 août 1954)).

Il n'y a que les canalisations électriques et les conduites de distribution de fluides desservant une salle d'opération qui peuvent y pénétrer. Les traversées de parois doivent être rendues étanches. De plus, les canalisations électriques venant de l'extérieur doivent être rendues étanches par une garniture de matière isolante.

L'éclairage des salles d'opération doit être obligatoirement électrique. Il est interdit d'y introduire toute lumière à feu nu et tout appareil d'éclairage dont l'ampoule n'est pas protégée des chocs.

- *Les mesures de protection*

Dans les salles d'opération et d'anesthésie, il faut prendre des mesures de protection contre les tensions trop élevées pouvant survenir à la suite d'un défaut d'isolement. Aussi, tous les éléments conducteurs, les masses des appareils électriques fixes ou mobiles ainsi que le sol, doivent être reliés entre eux et raccordés à une prise de terre réalisant un ensemble dit « équipotentiel ». L'alimentation de ces salles d'opération en énergie électrique doit être assurée par un transformateur dit de « séparation » conforme à la norme en vigueur et réservé uniquement à cet usage. Il convient de prévoir un dispositif d'indication de défaut d'isolement. Ce dispositif est muni d'un avertisseur optique et acoustique qui fonctionne lorsque la résistance d'isolement de l'installation chute au-dessous d'une certaine valeur (15 méga-ohms). Le fonctionnement doit pouvoir être vérifié à chaque instant par un bouton de contrôle. Il convient aussi d'éviter d'alimenter ces salles avec plusieurs sortes de courant ou plusieurs tensions. Les canalisations fixes ou mobiles doivent être constituées par des câbles à conducteur de protection incorporée. Les canalisations souples ne sont autorisées que pour raccorder une installation fixe à des appareils électriques qui doivent être amovibles (scie à os, bistouri électrique par exemple). Aussi, il faudra prendre en compte le problème de l'entretien permanent du matériel électrique. Les conditions de fonctionnement des salles d'opération rendent difficile cette surveillance en raison des horaires de travail. Le mauvais entretien peut, en cas d'accident, mettre en cause la responsabilité pénale de l'administration hospitalière et des médecins. Les charges d'électricité statique doivent pouvoir s'écouler sans danger. Il faut donc maintenir une humidité suffisante de l'air, au minimum 55% à 24°, et assurer une bonne ventilation des locaux (six renouvellements horaires de l'air en moyenne).

Le sol doit être conducteur, sur un grillage métallique relié par un conducteur de protection à l'ensemble « équipotentiel » déjà défini. La résistance du sol doit être inférieure à 500 000 ohms.

De même, les chaussures du personnel, les coussins des tables d'opération, les masques et instruments non métalliques des appareils d'anesthésie doivent avoir des résistances inférieures à 500 000 ohms.

Les équipements et les appareils électriques fixes doivent être placés à une hauteur égale ou supérieure à 1,60 mètre par rapport au sol. Pour les appareils disposés à une hauteur inférieure à 1,60 m, il convient d'utiliser des interrupteurs et des prises de courant à coupure sans étincelle dans l'air de la salle.

L'emploi des appareils électro-médicaux comportant des pièces nues sous tension comme le bistouri électrique, l'électrocautère ou des appareils dont le fonctionnement est susceptible de produire des étincelles (moteurs universels, moteurs à collecteur) ne sont autorisés que si les gaz anesthésiques inflammables ne sont pas utilisés. En fait, en cas d'utilisation simultanée d'anesthésiques inflammables et d'appareils électro-médicaux, il faut s'assurer du bon fonctionnement des appareils de ventilation pour éviter tout risque d'explosion. En pratique, il ne faut utiliser le bistouri électrique que si on est certain de l'absence de gaz explosif. Il faut aussi penser aux gaz naturels d'origine intestinale au cours des opérations sur l'intestin.

Tout le matériel électrique non absolument nécessaire au voisinage de la table d'opération, fixe ou mobile, doit être placé en dehors de la zone dangereuse. Ceci concerne les négatoscopes, les téléphones, les interphones ou les étuves, les radiateurs, le chauffe-eau qui doivent être en dehors de la salle.

Cette zone dangereuse est le volume représenté par un tronc de pyramide au-dessus de la table d'opération.

- *L'alimentation du bloc opératoire* et de ses locaux annexes doit être assurée sur le plan électrique d'une façon permanente même en cas d'avarie dans le réseau général de distribution. Elle doit distribuer un courant alternatif de fréquence et de tension constante même en cas de gros appel de courant, exempt de fréquences perturbatrices. Elle ne doit pas permettre la transmission de fréquences perturbatrices provoquées par des appareils électriques du bloc opératoire aux appareils d'enregistrement comme l'électroencéphalographe et l'électrocardiographe.

L'alimentation en énergie électrique du bloc opératoire doit provenir de deux sources complètement indépendantes pour l'éclairage opératoire (par exemple, le réseau EDF d'une part et des générateurs de secours de l'établissement d'autre part). La permutation des deux sources doit être à commande automatique doublée d'une commande manuelle. L'énergie électrique nécessaire aux réanimateurs et aux appareils d'éclairage de la table d'opération doit pouvoir être fournie, soit en permanence, soit automatiquement, en moins d'une seconde, de même que l'énergie nécessaire au fonctionnement des appareils de climatisation, et de ventilation.

La tension au tableau général de distribution, soit 220/380 volts, du bloc opératoire ne doit pas varier de plus ou moins 3% entre la marche à vide et la marche en charge. Cette tension doit être vérifiée à l'aide d'un voltmètre avec un commutateur permettant la mesure sur chacun des circuits. La résistance apparente des lignes d'alimentation doit être telle que la mise en service d'un appareil, même le plus puissant, ne provoque pas une variation de tension de plus ou moins 3% par rapport à la tension normale, pendant la marche de la totalité des appareils prévus pour fonctionner simultanément.

Pour les appareils de radiologie de puissance supérieure à 20 KVA, l'alimentation peut se faire directement à partir du réseau d'alimentation sans passer par le transformateur de séparation. Dans ce cas, il convient de prévoir des prises de courant spéciales qui ne peuvent pas être utilisées pour d'autres usages.

A la sortie du transformateur de séparation, les divers circuits qui en sont issus doivent être munis de filtres, pour la force, l'électrochirurgie, l'enregistrement, l'éclairage, la ventilation.
Après filtrage, ces circuits ne devront plus cheminer parallèlement, principalement pour le circuit d'enregistrement, et devront éviter la zone sensible, c'est-à-dire la zone entourant les circuits des appareils d'enregistrement de courant, où les champs électromagnétiques doivent être spécialement évités. Il faudrait si possible alimenter le circuit d'enregistrement par l'intermédiaire d'une batterie d'accumulateurs placée dans un coffre blindé et mise au potentiel « O ».

- *L'énergie électrique en salle d'opération*

Si le réseau primaire d'alimentation est à neutre isolé, c'est la coupure au premier défaut. Par ailleurs, le réseau est à neutre mis à la terre par impédance, c'est-à-dire quand il s'agit d'un réseau à neutre complètement isolé, la coupure est nécessaire au premier défaut. Toutefois, on peut ne pas couper au premier défaut. Il n'y a aucun danger, car les tensions qui apparaissent ne sont alors pas dangereuses et inférieures à 24 volts. On peut alors continuer avec un défaut sur la ligne. L'intérêt du transformateur de séparation réside dans le fait qu'en cas de défaut sur le réseau primaire, le réseau secondaire de la salle d'opération n'est pas intéressé par lui. En effet, il n'y a pas de défaut d'isolement et donc pas de coupure.

Lorsque le défaut se produit dans la salle d'opération, s'il est isolé, il n'y a pas nécessairement de coupure. On continue à travailler sur la ligne. Toutefois, il est nécessaire d'en être averti pour l'éliminer rapidement, de façon à ce qu'il ne s'en présente pas un autre. Lorsqu'il y a simultanéité de plusieurs défauts, c'est grave, mais la probabilité d'avoir deux défauts simultanés est très faible. Concernant les tensions utilisées en salle d'opération, il faut éviter autant que possible d'alimenter ces salles avec plusieurs sortes de courants, car s'il y a plusieurs tensions, il faudra plusieurs transformateurs de séparation. L'installation sera compliquée. D'où l'intérêt d'avoir une seule tension.

Pour les appareils de radiologie mobile, au-delà d'une puissance de 20 KVA, il est impossible de les alimenter par l'intermédiaire d'un transformateur de séparation, car une telle utilisation augmente l'impédance du circuit. C'est incompatible avec le bon fonctionnement d'un appareil de radiographie au-delà de 29 KVA. Dans ce cas, il faut une prise de courant placée à 1,60 m du sol, réservée à ces appareils. La batterie peut assurer le secours d'éclairage, mais une batterie à 220 volts alimentant tous les appareils de la salle d'opération serait volumineuse et coûteuse. Le groupe électrogène peut résoudre la question, malgré une petite coupure inhérente à sa mise en service. Une autre solution est de doubler la batterie avec un groupe électrogène. En effet, elle intervient par l'intermédiaire d'un onduleur.

Dans la salle d'opération, le plus important, c'est l'éclairage. Ceci peut être résolu avec une batterie. Mais, dans ce cas, si la batterie est dévolue à l'éclairage, l'électrocoagulation sera tributaire du groupe électrogène, avec un temps d'arrêt. En effet, le groupe électrogène démarre avec une latence de quelques secondes. Certes, il existe des groupes électrogènes à démarrage instantané. Leur entrée en fonctionnement est imperceptible, car ils tournent en permanence, mais cela coûte fort cher. Même si l'arrêt est très court, cela gêne le chirurgien, mais surtout, l'interruption peut mettre en cause la vie du malade. D'ailleurs, même si la lumière baisse et revient en cinq secondes, soit il ne se passe rien, soit, s'il y a un grave incident durant ces cinq secondes, il n'y a plus rien à faire, et lumière ou pas, cela ne change rien. Concernant le choix entre la batterie et le groupe électrogène, la batterie en plus est utile, mais les besoins électriques de la salle d'opération ne sont pas limités à l'éclairage opératoire. Ces besoins sont tellement importants avec des appareils délicats et gourmands en électricité :

. le respirateur artificiel habituel en salle d'opération,

. les appareils de surveillance peropératoires qu'il ne faut pas arrêter, car ils ont des temps de chauffage de vingt minutes environ. Ces appareils ont donc besoin d'une alimentation permanente. On a un besoin impératif du groupe électrogène.

Ainsi, le groupe électrogène devrait être à démarrage temporisé de cinq secondes pour ne pas avoir un gros appareillage qui fonctionne en permanence. La batterie permet alors d'attendre cette phase d'alimentation par le groupe électrogène. L'idéal est donc le jumelage des deux moyens et non leur addition.

D'autre part, les 15 kW utiles pour la salle d'opération ne peuvent pas être fournis par la batterie. Celle-ci ne répond qu'aux besoins immédiats, car elle démarre aussitôt. L'éclairage du champ opératoire n'a alors pas d'interruption.

Quant au respirateur artificiel, il peut sans dommage s'arrêter cinq, voire dix secondes. C'est le temps d'intégration de cet arrêt qui est important. Tout le monde s'aperçoit que le respirateur est arrêté et prend des dispositions pour reprendre la ventilation en mode manuel. Toutefois, c'est un fait d'expérience, quand il y a une panne dans le bloc opératoire, il y a toujours un moment de panique. Tout le monde se dit : « Qu'est-ce qu'on va faire ? » Même si on a fait des répétitions, il y a presque toujours un instant de flottement, puis les acteurs se ressaisissent. Le chirurgien crie un peu et tout s'organise. Si on veut assurer la sécurité, le concours d'une batterie qui démarre instantanément est absolument indispensable et vient ensuite le groupe électrogène.

Le respirateur artificiel n'est pas d'une puissance considérable, mais il a un inconvénient. Il doit être alimenté en 220 volts alternatifs. Cependant, il existe un certain nombre d'appareils de respiration artificielle comportant, incluse à l'intérieur, une batterie de secours. De fait, ce n'est pas si simple, car on aboutit dans ce cas à l'imbrication d'un nouveau circuit spécial qui ne peut pas être en parallèle avec l'ensemble. Qui discriminera et coupera les autres appareils pour que le respirateur fonctionne, même dans un moment d'affolement ? Cela complique les circuits électriques, car la batterie ne peut pas fournir la puissance totale des besoins. Il faut donc limiter automatiquement la puissance au départ. Le réenclenchement peut être ainsi prévu en relais retardé. Les deux sources d'alimentation, groupe électrogène et batterie, interviennent en secours et les appareils sont mis en circuit au fur et à mesure des besoins.

En conclusion, il y a un besoin impératif de maintenir le fonctionnement du respirateur. L'éclairage n'est même pas primordial. Il y a toujours une lampe électrique à piles disponible dans une salle d'opération. L'emploi d'une batterie oblige à utiliser un onduleur pour n'avoir qu'un circuit pénétrant dans la salle d'opération, un seul circuit alternatif. De plus, la tension doit être constante à plus ou moins 3% et il faut la vérifier avec le voltmètre. Il faut aussi des filtrages pour éviter les tensions perturbatrices.

- L'entretien des installations

Il convient de vérifier tous les jours :

. la tension d'alimentation,

. l'isolement de l'installation,

. le fonctionnement des appareils de ventilation. Leur inspection et leur entretien sont absolument essentiels.

. les batteries : pour qu'elles fonctionnent, il faut qu'elles soient entretenues et donc qu'elles soient accessibles. Sinon par une loi de moindre effort qui est compréhensible, le personnel ne le fera pas. Il faut recommander aux architectes et aux ingénieurs qui installent une salle d'opération de veiller à cette accessibilité. Pour cette raison, certains fabricants ont ajouté, au contacteur automatique classique, un dispositif d'essai et de contrôle de l'état de la batterie, et de la source proprement dite.

Références bibliographiques :

Germain M. A., Bonvalot S. & Missana M. C., « L'épopée des tables d'opérations », in *Annales de chirurgie*, 2006 ; 131 : 162-166.

Germain M. A. & Lepesqueux C., « Patients porteurs de stimulateur cardiaque. Les précautions à prendre au bloc opératoire. », in *Interbloc*, 2005 ; 24(184) : 202-3.

Poncet A., « Une salle d'opérations à l'Hôtel-Dieu de Lyon », in *Rev. de Chir.*, 1889 ; IX : 605-637.

La climatisation des salles d'opération

Les salles d'opération des hôpitaux français sont restées longtemps sans climatisation. Les installations et l'exploitation de celle-ci ont été faites plus tard. Elles ont été alors très coûteuses. Ce sont les services d'enfants qui en ont d'abord bénéficié. Autrefois, les salles d'opération étaient éclairées par un jour zénithal. Elles étaient très vitrées et pourvues d'une double installation de chauffage. Des batteries à air chaud assuraient la température choisie avant l'occupation des salles. Pendant l'opération, des calories complémentaires de celles des occupants étaient émises par les rayonnements de panneaux métalliques chauffants disposés sous les grands vitrages.

Les méthodes opératoires ont évolué. Le nombre des membres de l'équipe chirurgicale a augmenté considérablement. Chacun dépense, par heure, 150 calories, et 100 g d'eau. Les appareils électriques utilisés, comme les scialytiques, sont des émetteurs importants de calories. Ils conduisent à l'obligation d'assurer de meilleures conditions de travail.

L'utilisation d'éther (actuellement interdite) et de gaz anesthésiques (cyclopropane), qui peuvent provoquer des explosions dans certaines conditions de mélange avec l'air, a amené à réaliser une ventilation mécanique des salles d'opération.

Le décret de sécurité du 13 août 1954 complété, en 1959, par le titre U (Etablissements hospitaliers publics et privés) et l'arrêté du 30 mars 1965 stipulent dans l'article U57 qu'un apport d'air neuf d'au moins 120 m^3 par salle d'opération et par heure doit être assuré par un ventilateur de pulsion, et d'extraction. Les 120 m^3 représentent environ une fois le volume habituel d'une salle. Ils correspondent à peine à l'évacuation de petites quantités de cyclopropane et d'air qui, mélangées, donneraient une explosion. C'est un premier pas vers la nécessité de ventiler les salles d'opération.

Climatiser une salle d'opération est un problème très vaste. Et progressivement, on s'oriente vers l'obligation d'assurer un renouvellement horaire de six fois le volume de la salle. Bien sûr, il faut conditionner cet air en lui donnant la température et l'hygrométrie adéquates.

Climatiser une salle d'opération consiste à assurer l'atmosphère de cette salle, en été et en hiver, le renouvellement de l'air, la température et l'hygrométrie correspondante, nécessaires à l'activité de l'équipe chirurgicale dans les conditions les moins fatigantes et cela, sans que le patient, ni l'équipe chirurgicale n'en pâtissent.

Nos prédécesseurs ont découvert que l'hygrométrie et la température avaient une certaine interaction l'une sur l'autre pour que l'ambiance soit agréable. Ils ont établi des courbes de correspondance et ont même construit un petit appareil, l'euphorimètre, sur lequel ces courbes sont parcourues par deux aiguilles, la jonction des deux lectures donnant les conditions réputées idéales à la climatisation. Cependant, il faut noter que cette euphorie est essentiellement subjective. Il est préférable de traiter la climatisation du groupe opératoire complet, salles et annexes immédiates au moins, ce qui limite les écarts de température et de degré hygrométrique.

Les bases de calcul généralement admises sont les suivantes :

- le volume à climatiser,
- les déperditions calorifiques des parois par température extérieure extrême.

Il convient de tenir compte de l'apport thermique et hydrique du personnel, qui est de 150 calories/heure et 100 g d'eau/heure, et de celui des matériels. Avec le diagramme hygrométrique, on détermine le cycle qu'on fait subir à l'air. Par exemple, en hiver, après filtrage, préchauffage de l'air, abaissement par lavage et refroidissement à 14°, 100% d'humidité (point de rosée), il faut réaliser un réchauffage à 24° avec 55% d'humidité. En été, le préchauffage est supprimé.

En pratique, l'air est pris à l'extérieur aussi haut que possible, à 8 m au moins au-dessus du sol, au moyen de bouches à persiennes avec grillage d'interception des oiseaux et des feuilles, de dépoussiérage par perte de charge, de filtration par filtre fin, dit « bactériologique ». Celui-ci a une efficacité de 99% pour 0,3 micron. L'air sera éventuellement préchauffé, puis refroidi et lavé par l'eau pulvérisée après refroidissement au moyen d'un groupe frigorifique.

L'air est ensuite débarrassé de ses gouttelettes d'eau par un séparateur à perte de charge et refoulé par l'électroventilateur de soufflage sur une batterie de réchauffage. Ensuite, l'air est soufflé à travers un caisson de lampes germicides jusqu'aux bouches de soufflage de la salle, au moyen de gaines calorifugées. Habituellement, le groupe de « climatisation » ou de « conditionnement » dessert plus d'une salle. Des batteries terminales de réchauffage ou de refroidissement permettent de varier les conditions locales. Des ventilateurs, gaines et bouches, assurent l'extraction de tout l'air introduit par ailleurs, car le recyclage n'est pas recommandé. Le refroidissement de l'air est obtenu par passage à travers de l'eau glacée pulvérisée ou bien sur des batteries d'échange alimentées soit en eau glacée, soit par le fluide frigorigène. Le réchauffage de l'air est réalisé par des batteries de chauffage desservies par le fluide chauffant produit par une chaudière à fonctionnement automatique, ou bien par la batterie de chaudières de la centrale de chauffe.

Dans la salle d'opération, l'air conditionné est distribué par des bouches de distribution avec de nombreuses ouvertures qui donnent des vitesses basses.

La température et l'hygrométrie sont très liées. L'euphorie n'est pas liée à un degré hygrométrique absolu. Toutefois, la gamme des hygrométries dans lesquelles on reste dans l'euphorie est beaucoup plus grande qu'on ne pense. L'idée est peut-être née de l'extrapolation de la climatisation stricte de certaines industries comme le tissage.

L'hygrométrie est fondamentale. Au-delà de 60%, on n'est pas bien, on ruisselle. Au-dessous de 60%, c'est vivable.

La vitesse de passage de l'air a une grande importance. La durée de passage devant les tubes à ultraviolets ou les lampes germicides dépend de cette vitesse. Celle-ci ne doit pas être trop rapide. Ce ne sont d'ailleurs pas les seuls systèmes pour stériliser l'air. En outre, l'action des ultraviolets n'est pas une panacée. Il faut nettoyer les tubes régulièrement, car ceux-ci se recouvrent d'une pellicule de poussière.

Un autre avantage de la diminution de la vitesse de l'air est de ne pas faire de bruit du type ronronnement, ce qui est très gênant pour l'équipe chirurgicale. Il faut des vitesses faibles, mais il est nécessaire que ces vitesses conviennent aux bouches de ventilation. Doit-on faire fonctionner en permanence la climatisation ? Oui, car c'est la seule façon de procéder pour une salle d'opération. En effet, si on climatise, on doit faire fonctionner la climatisation en permanence. En France, la climatisation doit être inscrite au départ d'un programme, sinon on sera amené à utiliser des solutions de bricolage, souvent très coûteuses.

La permanence du circuit est souhaitable. Les Américains vivent en atmosphère climatisée complète. Ils climatisent un bâtiment et non un local. Bien sûr, cette servitude est lourde et le sous-sol des bâtiments est alors occupé par les appareils de climatisation, et les groupes frigorifiques. Toutes ces machines dans le bâtiment occupent un grand volume, avec une permanence de l'entretien et la commodité d'accès des filtres. La climatisation est faite tant pour le malade, que pour améliorer le confort de l'équipe chirurgicale. Il faut une climatisation utile. Evidemment, il y a un coût, mais il ne faut pas reculer devant certains prix élevés, quitte à être plus économe dans une autre partie technique de l'hôpital. La climatisation, pour le malade, c'est une question d'asepsie. Toutefois, si la température est bonne pour le personnel, elle doit l'être aussi pour le malade.

Outre la climatisation et la ventilation, des mauvaises odeurs peuvent survenir, et surtout des odeurs de brûlé, d'autant qu'on va chercher l'air sur les toits où il y a des cheminées, des odeurs et des déchets qui planent dans l'atmosphère, si bien que la climatisation peut envoyer de mauvaises odeurs.

Les architectes sont souvent devant un programme mal établi. Aussi, il convient que les architectes et les entrepreneurs puissent travailler mieux ensemble. De même, l'architecte doit être assisté par un bureau d'études qui peut l'aider dans ses démarches.

Quels sont les travaux d'entretien que l'équipe hospitalière peut faire et quels sont les travaux qui doivent être assurés par un contrat de maintenance ? Il est possible de combiner les deux en même temps : ce qui peut être entretenu par les ouvriers de l'hôpital et ce qu'on doit confier à l'installateur. Il est possible que ce dernier soit tenu d'entretenir l'installation, en faisant école auprès de l'équipe hospitalière qui prendra sa suite.

Références bibliographiques :

Germain M. A., Bonvalot S. & Missana M. C., « L'épopée des tables d'opérations », in *Annales de chirurgie*, 2006 ; 131 : 162-166.

Ministère des Affaires sociales, *Monographies de techniques hospitalières. La salle d'opération*, Masson & Cie (éd.), Paris, 1970.

Poncet A., « Une salle d'opérations à l'Hôtel-Dieu de Lyon », in *Rev. de Chir.*, 1889 ; IX : 605-637.

L'équipe chirurgicale

La salle d'opération peut se contenter d'un seul accès, deux sont souhaitables. L'ensemble des produits et matériels doit être apporté dans la salle avant l'intervention chirurgicale sur des chariots roulants. Ils seront évacués pendant le nettoyage de la salle après l'intervention.

Il est souhaitable de prévoir un espace ou une salle permettant d'éviter la préparation du malade dans son lit, dans un couloir, en salle de pré-anesthésie ou dans la salle d'opération. Cet espace devra disposer d'un point d'eau ainsi que d'équipements mobiles et d'un plan de travail pour recevoir les champs opératoires, les draps et les chemises chaudes.

La salle de pré-anesthésie, lorsqu'elle existe et qu'elle est différente de la salle de préparation du malade, est en principe adossée à la salle d'opération. Aucune porte de communication n'est souhaitable. Sa surface tiendra compte de la place nécessaire, pour le chariot du patient, l'équipe médicale, le matériel du chariot (avec moniteur et respirateur), les plans de travail avec un point d'eau ou un lave-mains. Il sera également nécessaire de prévoir un éclairage d'ambiance et, selon la spécialité, un bras anesthésiste et son équipement ainsi qu'une arrivée des fluides médicaux, et le vide (aspiration). Sa ventilation est nécessaire pour maintenir la température du patient, évacuer les odeurs et les gaz anesthésiques et l'on pourra compter avec un taux de renouvellement de 3 volumes par heure.

Toutes les équipes chirurgicales et de pré-anesthésie devront pouvoir utiliser les postes de lavage des mains avant leur entrée dans les salles. Ces postes peuvent être situés dans un dégagement aménagé au plus près de l'entrée de la ou des salles d'opération. Ce dégagement peut être constitué par un espace fermé sur trois côtés et ouvert sur l'espace commun d'accès aux salles, mais ne donnant pas directement sur la circulation générale interne du bloc opératoire. Ceci est destiné à faciliter la mise en place du verrou aérien constitué par une légère surpression au-dessus des postes de lavage. Une extraction plus importante y est placée par rapport à l'espace commun d'accès aux salles d'opération. Cette technique est d'ailleurs contraire aux dispositions prises habituellement par les bureaux d'études en ce qui concerne les locaux dits « humides ».

La salle de réveil doit être aujourd'hui considérée en France comme partie intégrante du bloc opératoire. C'est déjà le cas au Canada. L'opéré est conduit en sortant de la salle d'opération sur un chariot-brancard vers la salle de réveil. Il conservera cette place jusqu'au retour dans son lit, lors du transfert à la sortie de la salle de réveil. Jusqu'à aujourd'hui, la salle de réveil a été considérée comme une zone de tampon entre le bloc opératoire et l'espace ordinaire de l'hôpital. Ceci obligeait, après sortie de la salle d'opération, à passer de nouveau par les vestiaires pour changer de tenue avant de se rendre à la salle de réveil. C'est la raison qui fait qu'aujourd'hui il faut réaliser l'intégration de la salle de réveil au bloc opératoire. C'est une recommandation, voire une quasi-obligation. A l'origine, le scénario consistait à accueillir le patient à l'entrée du bloc opératoire sur son lit d'hospitalisation, à l'étendre sur un autre brancard formé par le plateau de la table d'opération, provisoirement fixé sur un chariot support spécial et uniquement destiné à la circulation intramuros. Ce même chariot, après l'opération, devait conduire le patient en salle de réveil. Ce système obligeait à localiser cette salle de réveil extra-muros. Lorsque ce système a été conçu vers le milieu des années 1960 par la firme allemande Maquet® et par celle suédoise KIFA®, les anesthésistes étaient accoutumés à quitter leurs patients à la sortie de la salle d'opération pour se changer.

La précarité de ces situations que connaissent les opérés fragilisés engage aujourd'hui ces mêmes anesthésistes à les accompagner jusqu'à la salle de surveillance post-interventionnelle et à attendre le moment d'une récupération suffisante avant de les quitter. Or, dès l'instant où l'on brave les consignes du système en acceptant que les anesthésistes pénètrent dans la salle de réveil et ce, en tenue de bloc, on ouvre une brèche importante dans le dispositif protecteur.

Cet aspect doit être considéré avec attention. En effet, l'hygiène et la prévention des infections nosocomiales sont une notion qui est extrêmement importante dans les concepts architecturaux et organisationnels de l'hôpital. L'implantation de la salle de réveil postopératoire dans le bloc opératoire permet le mouvement des anesthésistes entre les deux lieux. Dans ce cas, le lit d'hospitalisation ne peut pas attendre le patient en salle de réveil. Cela nécessite un espace de stockage et la présence de chariots-brancards intermédiaires pour la réception du patient et pour n'effectuer le transfert dans le lit d'hospitalisation qu'à la sortie de la salle de réveil. Le nombre de chariots-brancards (= lits de réveil) tiendra compte du nombre de salles d'opération et de leur spécialisation chirurgicale, de la durée d'intervention moyenne. Il faut en prévoir deux par salle d'opération, mais avec un maximum de dix par salle de réveil. Il convient également de prévoir un espace autour de chaque chariot permettant le mouvement du personnel et la mise en place du matériel médical, soit 1,20 m entre deux chariots et 1 m à la tête de celui-ci.

Dès lors, l'environnement de chaque lit de réveil comprendra :

- une potence pouvant recevoir un bras articulé avec éclairage focalisable pour les soins ;

- des prises électriques murales de 220 volts derrière le lit du malade ;

- une alimentation en fluides médicaux : oxygène, protoxyde d'azote, air comprimé médical, vide.

L'analyse de l'organisation fonctionnelle du bloc opératoire permet de déterminer où seront effectués le nettoyage et la désinfection des équipements mobiles courants des salles d'opération, et des équipements biomédicaux (microscopes opératoires, ventilateurs, moniteurs).

Les instruments chirurgicaux sortent des salles d'opération dans des bacs de trempage fermés et posés sur des guéridons roulants dirigés vers la stérilisation. Celle-ci est du ressort de la stérilisation centrale. Selon la taille et l'organisation de l'établissement, les modalités sont différentes. Il est parfois utile de prévoir, au bloc, un stérilisateur « flash », ou stérilisateur au plasma, pour stériliser de nouveau rapidement un instrument non souillé.

D'autres fonctions sont dévolues au bloc opératoire. C'est le cas de l'informatique ou du transfert de données pour l'accès au dossier patient, et pour la gestion du bloc opératoire. C'est le cas aussi de la fonction vidéo, du transfert d'images du dossier informatisé, de la diffusion de l'image pour l'équipe en salle, de la télésurveillance des salles, de l'enseignement ou de la télémédecine. L'anatomie pathologique est une fonction habituellement qui concerne un service spécialisé de l'hôpital. Enfin, une salle de détente interne au bloc opératoire est toujours appréciée par le personnel.

Références bibliographiques :

Centre national de l'équipement hospitalier, *Les tables d'opérations*, 1986.

Germain M. A., Bonvalot S. & Missana M. C., « L'épopée des tables d'opérations », in *Annales de chirurgie*, 2006 ; 131 : 162-166.

Hoet Thierry, « Le bloc opératoire de demain », in *Revue des techniques hospitalières*, juin 1999.

Les bras techniques et les scialytiques

Pour les bras techniques, le bras plafonnier offre une meilleure flexibilité que les prises murales pour assurer l'arrivée des fluides en salle d'opération. Bien sûr, ces bras ne sont pas indispensables, mais ils ont de nombreux avantages pour ce qui est de la sécurité, de l'ergonomie et de l'hygiène.

Le bras anesthésiste n'est pas un élément indispensable au fonctionnement de la salle d'opération, mais il comporte de nombreux avantages pour la sécurité, l'ergonomie et l'hygiène. Cela signifie :

. Meilleure accessibilité au patient surtout à la tête ;

. Amélioration de l'ergonomie de l'espace de travail ;

. Optimisation de l'espace de travail ;

. Absence de câblage et de canalisation au sol ;

. Meilleur usage des équipements ;

. Amélioration de l'hygiène et diminution des infections nosocomiales en raison de la facilité du nettoyage ;

. Fiabilité du matériel en raison du risque diminué de rupture d'un câble et du déficit de connexions.

Le bras anesthésiste sera positionné du côté de la tête du patient. Il faut éviter toute incompatibilité avec les autres équipements en particulier les éclairages opératoires. Il existe trois solutions pour les bras anesthésistes selon l'organisation de la salle d'opération :

- Le bras simple distribue l'ensemble des fluides (oxygène, protoxyde d'azote, air comprimé médical, vide, extraction des gaz d'anesthésie) et les courants forts, et faibles (alimentation électrique 220 V, prises informatiques, téléphone, vidéo, etc.).

- Le bras semi-lourd assure les fonctions du bras simple et le support des appareils (moniteurs, pousse-seringues, terminaux informatiques nécessaires à l'équipe d'anesthésie).

- Le bras lourd supporte l'ensemble de la station d'anesthésie avec le ventilateur. Il doit pouvoir supporter des charges de 110 à 250 kg. Ses indications sont les salles d'opération où sont réalisées des interventions lourdes et où un matériel d'anesthésie important est nécessaire.

Pour un éclairage d'ambiance, il existe des appareils de divers types :

- éclairage direct ;

- éclairage semi-indirect ;

- éclairage indirect placé au plafond ;

- éclairage sur les murs.

Il convient d'éviter tout contraste violent avec l'éclairage du champ opératoire. Cette intensité lumineuse d'ambiance peut être comprise entre 100 et 450 lux, avec une moyenne de 150 lux.

Le lux est l'unité de lumière visible mesurée avec un luxmètre.

Des questions se posent :

- faut-il que cet éclairage d'ambiance varie en fonction de l'éclairage du champ opératoire ?

- la synchronisation est-elle nécessaire ?

- l'éclairage d'ambiance doit-il être d'un niveau bas ou élevé ?

Il est admis que les niveaux d'éclairement du champ opératoire et de la salle doivent être compris dans la proportion de 100 pour 1. Si l'éclairage du champ opératoire est de 10 000 lux, il faut un éclairage d'ambiance moyen de 100 lux. Il est souhaitable que le niveau de cette ambiance varie au fur et à mesure que l'on s'approche ou que l'on s'éloigne de la table d'opération, ceci pour éviter trop de contraste pour les tables et les instruments situés autour de la table d'opération.

L'éclairage d'ambiance doit répondre à une condition essentielle : ne pas apporter d'ombre sur le champ opératoire. Les éclairagistes disent qu'un plan de travail doit être éclairé à 150 ou 200 lux, mais il est souhaitable d'avoir une lumière dirigée sur le plan de travail, qui ne gêne pas le chirurgien.

Au total, on a ainsi :

- un champ opératoire violemment éclairé,

- et des points d'éclairage qui ont des sources autonomes, là où des gens travaillent (instrumentistes en particulier).

Il est difficile de fixer les quantités de lux qu'il faut par zone d'ambiance et par plan de travail. Cela dépend des utilisateurs. En effet, l'éclairage du champ opératoire est très délicat, car il ne s'agit pas d'éclairer une surface plane, mais d'éclairer des cavités profondes. Et lorsqu'on parle de 10 000 lux sur le plan horizontal, cela ne signifie pas un éclairage suffisant au fond des cavités, c'est en effet une question de direction. Dans la littérature, on recommande, sur les plans de travail des panseuses, 100 à 150 lux et, pour l'appareillage des anesthésistes, 70 à 100 lux. La nature de la source lumineuse doit être précisée. Il existe le choix entre le fluorescent, l'incandescent et les leds (lumière électroluminescente diode). Trois remarques préalables doivent être faites :

- le rendu des couleurs dépend de la répartition spectrale et l'apport d'énergie dans le champ opératoire est fonction de son rendement lumineux ;

- une luminosité élevée est nécessaire pour l'éclairage des cavités profondes ;

- la sécurité d'emploi est indispensable et une interruption dans l'éclairage a des conséquences redoutables.

La lampe à incandescence est très simple d'emploi et émet un spectre continu, mais le maximum d'émission est obtenu dans l'infrarouge proche des visibles, la plus grande partie émise n'étant pas utilisée et produisant un apport de chaleur nuisible.

Un vernis contenant du fer peut absorber 80 % de l'infrarouge et filtre le rayonnement. Cela entraîne une légère coloration bleutée. La luminescence de ces sources est élevée. La lumière de la lampe à incandescence donne une assez grande distorsion des couleurs. Les rouges sont avantagés et paraissent relativement clairs. Mais, les verts et surtout les bleus sont assombris. Les bleus foncés apparaissent comme noir. Toutefois, cet inconvénient est mineur.

Les lampes ou tubes à fluorescence ont un meilleur rendement avec moins d'énergie calorifique dissipée, mais elles ne permettent pas des niveaux d'éclairement élevés (avec 5 000 lux au maximum) et se prêtent mal à l'éclairage des cavités profondes. Elles conviendraient pour une chirurgie de surface et pour un éclairage d'ambiance. Toutefois, la lumière fluorescente ne permet pas de distinguer la cyanose des opérés au niveau des ongles et des téguments. C'est pourtant un aspect clinique capital pour le déroulement de l'acte opératoire.

Les points décisionnels importants avant de décider du choix du procédé d'éclairage d'ambiance posent des questions logiques :

- le niveau d'éclairage d'ambiance doit-il être élevé ou bas, fixe ou variable, et proportionnel à l'éclairage opératoire ?

- la couleur préférée pour les champs opératoires et les revêtements de murs, doit-elle être verte ou bleue ?

- quel est le type d'instrument utilisé ? Brillant, mat ou bruni ?

- la vision ou la retransmission d'images, est-elle prévue ?

L'éclairage chirurgical est destiné à assister le personnel médical pendant une intervention en éclairant une région ou une cavité du patient. La combinaison de plusieurs lampes chirurgicales est souvent appelée un système d'éclairage chirurgical. L'éclairage opératoire est un des équipements essentiels de la salle d'opération. La qualité de l'éclairement délivré est déterminante pour la bonne réalisation des interventions. Un éclairage performant est un dispositif qui fournit, au chirurgien et à son équipe, un éclairage adapté dans un volume de lumière homogène en surface et en profondeur, avec un minimum d'ombres portées et de rayons calorifiques. La disposition des scialytiques est fonction de la position de la table d'opération et du type de chirurgie. Ils ne doivent pas entrer en compétition avec les positions des bras des plafonniers. Tout éclairage doit être ancré dans la dalle supérieure de la salle d'opération. L'architecte doit prévoir les conditions de cette fixation.

Au milieu des années 1850, les salles d'opération étaient construites avec une exposition vers le sud et des fenêtres situées dans le plafond pour bénéficier de l'éclairage naturel autant que possible. Les questions majeures reposaient sur la dépendance à la lumière, si l'intervention pouvait être faite durant la journée, en fonction de la météorologie. De plus, un chirurgien, une infirmière ou l'équipement médical pouvaient facilement obstruer la lumière. L'utilisation de miroirs aux quatre coins du plafond pour réfléchir la lumière solaire vers la table d'opération pouvait améliorer légèrement la situation. Des essais ont donc été faits pour utiliser un condensateur optique afin d'avoir une lumière indirecte et de réduire la chaleur, mais cela n'a eu aucun succès. L'arrivée de l'éclairage électrique dans les salles d'opération en 1880 s'est révélée difficile. L'éclairage électrique était instable et dégageait une forte quantité de chaleur. L'arrivée des lumières diodes comme source de lumière a résolu le problème du dégagement de chaleur. Les premiers scialytiques ont été imaginés à la même époque, dès 1880. Les éclairages sont classés par diamètre de coupole. La plupart des fournisseurs procurent des diamètres de 500, 700 et 900 mm. Il existe deux manières de disposer les lampes dans un éclairage opératoire :

- les lampes placées au centre de la coupole et au centre du système optique, c'est l'éclairage « à lampe centrale » ;

- les lampes placées dans des hublots sous la coupole avec des inclinaisons déterminées, c'est l'éclairage à multi-projecteurs.

De plus, des dispositifs optiques sont utilisés en éclairage opératoire : la lentille de Fresnel torique, la lentille de Fresnel plate, la parabole, le miroir et le prisme à réflexion totale. Ces dispositifs sont utilisés seuls ou peuvent se combiner.

Une batterie de secours est obligatoire et doit répondre à la norme IEC 601.241 de 1999 en vigueur, relative aux éclairages opératoires. La durée d'éclairage nécessaire, fournie par la batterie, est actuellement d'une heure.

L'International Electrotechnical Commission (IEC) a créé le document IEC 60601-2-41, en 2009, qui porte sur l'équipement particulier pour la sécurité élémentaire et la performance essentielle des luminaires chirurgicaux. Le but est d'établir des normes et des lignes directrices pour les caractéristiques des éclairages chirurgicaux, destinées à l'examen pour assurer la sécurité des patients. Des standards pour les scialytiques ont été ainsi établis :

. la lumière doit être homogène ;

. la lumière doit offrir un bon éclairage sur une surface plate, étroite, profonde et dans une cavité malgré la présence des mains, et de la tête du chirurgien ;

. l'éclairage central doit être compris entre 16 000 et 40 000 lux. C'est l'éclairage situé à 1 mètre de distance de la lumière émettrice. Pour le rendu des couleurs, l'index doit être compris entre 85 et 100 lux. En cas d'interruption de la fourniture d'énergie, la lumière doit être rétablie en 5 secondes avec au moins 50% de l'intensité précédente. Et en 40 secondes, la luminosité initiale doit être complètement restaurée.

L'éclairage en salle d'opération doit être conçu pour qu'il réponde à quatre conditions essentielles :

. le rendu des couleurs ;

. le confort visuel du chirurgien ;

. l'intensité de la plage lumineuse dans le champ opératoire sans ombre portée ;

. la continuité de l'éclairage du champ opératoire.

Pour cela, et après l'éclairage par incandescence, on utilise généralement un des systèmes suivants :

. des appareils mobiles disposés au-dessus de la table d'opération. Ils sont constitués par des réflecteurs combinés qui donnent un éclairement de 50 000 lux dans un cercle de 10 à 15 cm de diamètre.

. un appareil mobile avec un seul réflecteur à facettes multiples, qui assure un éclairage de 60 000 lux.

. les « super scialytiques à bande tournante » équipés de 19 projecteurs placés sur une surface sphérique ayant pour centre le champ opératoire et pouvant tourner autour d'un axe vertical.

. la « voûte éclairante ». Elle comporte parfois un éclairage zénithal mobile constitué par 72 projecteurs de 75 watts alimentés en 24 volts. Ces projecteurs groupés par 9 donnent un éclairement de 7 à 8 000 lux dans un cercle de 40 cm de diamètre au niveau du champ opératoire. Il est ainsi possible de créer une trentaine d'aires chirurgicales couvrant la totalité du corps du patient.

L'histoire de ces voûtes éclairantes est particulière. Thalheimer a dirigé le service de chirurgie de l'hôpital Boucicaut de 1947 à 1958. Il a eu une conception alors révolutionnaire de l'éclairage du champ opératoire. Il a conçu une voûte faite ou ponctuée de multiples origines de lumière, une sorte de voûte céleste galactique. Les scialytiques de l'époque ne protégeaient pas de l'ombre portée par la tête et les mains, et faisaient obstacle à la lumière. Celle-ci surgissait d'un plafond entier. Chaque origine suppléait aux insuffisances de la voisine. M. Blin en a été le concepteur. Il a fait connaître son idée par des publications et des démonstrations au XIVe congrès de chirurgie de Paris en septembre 1951 et par une présentation à Bruxelles. Les techniques ont évolué, rendant obsolète ce procédé. Après cette date, les convergences de lumière se sont miniaturisées et concentrées, mais la voûte de M. Blin y a peut-être contribué.

Les « super scialytiques » et les « voûtes » permettent de réaliser des galeries de survision destinées aux personnes qui suivent le déroulement des opérations chirurgicales. Mais, avec l'apparition de la télévision, on peut supprimer ces galeries de survision et on a recours aux scialytiques courants qui sont moins coûteux, plus maniables et plus faciles à entretenir.

Pour assurer la continuité de l'éclairage du champ opératoire, on utilise des lampes à double filament. Les filaments peuvent être alimentés par deux sources, la source normale et la source de remplacement, toujours dans un but de sécurité. Lorsque l'acte opératoire le nécessite, l'appareil d'éclairage peut être descendu à moins de 1,60 m du sol, en prenant certaines précautions et en surveillant la ventilation de la salle. Lorsqu'on retransmet l'intervention par télévision, il est impératif d'avoir un éclairement absolument constant sur toute la surface du champ opératoire. L'œil, en effet, par son grand pouvoir d'adaptation, se contente d'une uniformité relative. C'est différent pour la pellicule qui nécessite une très grande uniformité. Il convient aussi d'augmenter la dimension de la plage éclairée qui doit alors déborder très largement la zone utile. De même, l'usage des champs de couleur ayant une absorption du même ordre de grandeur que les tissus humains et le sang s'impose si on veut éviter une variation brutale de luminance. Les instruments mats ou même bronzés évitent les causes d'éblouissement par réflexion. Cela perturberait la vision du chirurgien.

Le document IEC doit mentionner le voltage, la consommation. Il doit indiquer aussi le nettoyage et la décontamination des scialytiques, l'illumination centrale, le diamètre de l'éclairage, la profondeur de l'éclairage, la dilution de l'éclairage, l'éclairage total, l'entretien, la manipulation du scialytique en cas de panne, et le respect des règles nationales d'hygiène.

La caractéristique des éclairages définit les besoins de l'équipe chirurgicale. Ils sont nombreux. L'adaptabilité est la possibilité qu'aurait un éclairage de pouvoir satisfaire aussi bien un champ opératoire de petit ou de grand diamètre, un champ de surface ou un champ de profondeur. La direction des rayons lumineux et leur concentration peuvent dépendre du type d'intervention chirurgicale exécutée. Le réglage permet de moduler l'intensité de lumière suivant la demande du chirurgien. Il convient de pouvoir régler la valeur de l'angle solide du faisceau incident suivant les nécessités, de façon à pouvoir éclairer dans toutes les directions et en tous points du champ opératoire sans ombre portée gênante. La dilution des ombres permet de rendre invisibles, pour le chirurgien, les ombres des têtes des opérateurs et des mains qui s'intercalent entre l'éclairage, et le champ opératoire. Donc, il faut pouvoir modifier la répartition lumineuse à l'intérieur du champ opératoire et disposer de plusieurs faisceaux dans une direction quelconque. La restitution fidèle des couleurs est un indice défini à partir de 8 couleurs. Le chiffre idéal est 100. La composition spectrale du flux lumineux donne un bon rendu des couleurs et permet une détermination des tissus examinés. L'élimination du dégagement de chaleur est la faculté qu'a un éclairage opératoire à évacuer l'énergie calorifique produite par les lampes halogènes. La maniabilité et la stabilité sont l'aptitude qu'a l'éclairage opératoire à être changé facilement de place en cours d'intervention et de rester dans la position dans laquelle on le met.

L'entretien aisé rend faciles le nettoyage et le changement des ampoules. Il est recommandé de préférer plusieurs petites coupoles plutôt qu'une seule et unique coupole de grande dimension qui risque de perturber le balayage de l'air au-dessus du champ opératoire. Les coupoles des scialytiques doivent être étanches et permettre un écoulement aisé de l'air à leur surface. Ce sont là des conditions optiques auxquelles deux règles essentielles s'ajoutent :

. l'apport d'énergie calorifique doit être aussi faible que possible, car s'il y a une élévation de la température du champ opératoire, cela gêne beaucoup le chirurgien ;

. l'éclairage doit être d'un réglage très rapide. Une caméra peut être implantée dans l'axe de la coupole et permet de filmer le champ opératoire. Cette configuration permet à des personnes distantes du champ opératoire de pouvoir suivre le déroulement de l'intervention, comme les anesthésistes, les aides et les élèves.

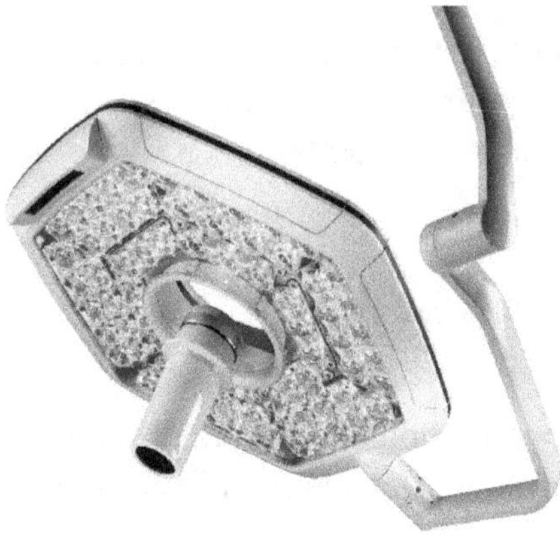

Scialytique récent, © TRUMPF®.

La dimension du bloc opératoire, le nombre de salles d'opération, de locaux fonctionnels et annexes présentent deux concepts de communication envisageables : la communication au sein du bloc opératoire et la communication entre le bloc opératoire, et les services extérieurs. A cette fin, on trouve :

- Des téléphones pour la communication avec l'ensemble des services, ainsi qu'avec l'extérieur de l'établissement de santé,

- Des interphones pour assurer une communication directe avec des services privilégiés comme la stérilisation ou le laboratoire,

- Du matériel informatique pour la gestion courante du bloc opératoire et la liaison avec le système d'informations médicales, comme les dossiers des patients, les données des analyses de biologie, les images diagnostiques,

- Des valises allant jusqu'aux pneumatiques qui permettent de faire parvenir, de manière sûre et rapide, des prélèvements destinés à une analyse de pièces opératoires,

- Des voyants lumineux qui permettent de contrôler en permanence, pour chaque salle, l'état de l'éclairage, de la ventilation ou de l'alimentation en fluides médicaux.

Il existe d'autres moyens complétant les éléments cités pour parfaire l'échange d'informations ou assurer des besoins spécifiques comme :

. Un tableau d'affichage du programme opératoire,

. La vidéocommunication pour la télésurveillance des salles ou le suivi des interventions depuis l'extérieur du bloc opératoire,

. La recherche de personnes au sein du bloc opératoire comme dans l'ensemble de la structure hospitalière,

. Les contrôles d'accès au bloc opératoire.

Références bibliographiques :

Daurgnon J., *L'éclairage des salles d'opération chirurgicales*, Cahier du centre scientifique et technique du bâtiment (CSTB).

Germain M. A., Bonvalot S. & Missana M. C., « L'épopée des tables d'opérations », in *Annales de chirurgie*, 2006 ; 131 : 162-166.

Hainaut, « L'éclairage en salle d'opération », in *Techniques hospitalières*, n°400, janvier 1979.

Technical Guidance Document, *LED Surgical Task Lighting*, Department of Energy, 30 mai 2012.

L'asepsie et l'antisepsie

Il est indispensable de compléter l'étude des tables d'opération par quelques données sur l'asepsie et l'antisepsie.

L'infection des plaies opératoires est un problème auquel ont été confrontés les chirurgiens depuis des siècles. Beaucoup ont développé des recettes de pansements devant limiter ou au contraire favoriser l'infection en vertu de la théorie du « pus louable ». Au début du XIXe siècle, la cause de ces infections est alors attribuée à des miasmes présents dans l'air malsain des hôpitaux. Le chirurgien écossais John Bell affirme : *« Aucun pansement n'a jamais pu arrêter un ulcère, aucune écorce, aucune liqueur n'a jamais retardé le progrès de la gangrène, ceci étant un mal d'hôpital. Une fois sortis de ces murs infectés, les malades seront sauvés. »*

Le premier à s'élever contre cette conception et à accuser les mains des praticiens est l'obstétricien hongrois Ignaz Semmelweis au milieu des années 1840. Il est nommé, en 1846, praticien au sein de l'hôpital général de Vienne. Il est frappé par la fréquence élevée des fièvres puerpérales dans les salles où exercent les médecins alors que cette infection se révèle beaucoup moins fréquente dans les salles occupées par les sages-femmes. L'un de ses confrères se blesse lors d'une autopsie et meurt de ce qui est alors nommé *« une piqûre anatomique »*, dont les symptômes sont pourtant semblables à ceux observés dans les infections puerpérales. Semmelweis soupçonne alors les médecins d'être responsables de ces dernières en apportant, en salle d'accouchement, des « miasmes » contractés lors d'autopsies dont leurs mains sont souillées. Il préconise alors le lavage de celles-ci au chlorure de chaux, à tout médecin devant s'occuper d'une parturiente. Durant les deux années qui suivent, il observe que la fréquence des infections puerpérales est divisée par dix. Mais, il lui est bien difficile de faire admettre cette théorie à ses confrères qui se refusent à considérer que leurs mains, avec lesquelles ils prodiguent leurs soins et luttent contre la maladie, puissent être les vecteurs d'un poison tuant leurs patients. Il est remercié à Vienne et retourne en Hongrie, à l'hôpital de Pest, où il applique les mêmes méthodes. Il observe des résultats identiques. Là encore, il ne reçoit aucune reconnaissance, mais toujours des sarcasmes du monde médical. Désespéré, il se suicide, en 1865, en s'injectant volontairement *« une piqûre anatomique »* qui l'emporte quelques semaines plus tard.

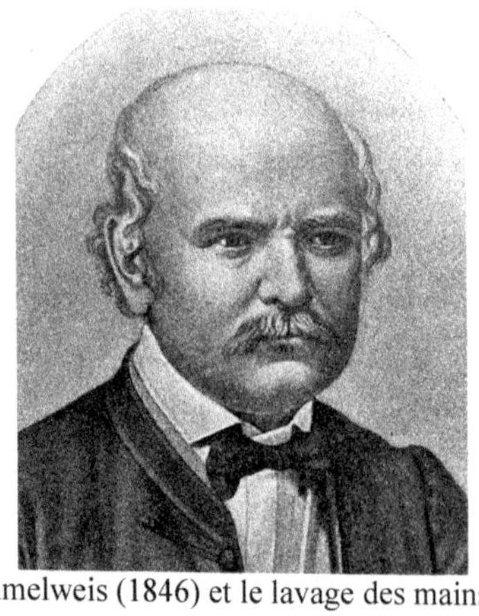

Ignaz Semmelweis (1846) et le lavage des mains, © BIUS.

Alors que Semmelweis succombe victime de l'indifférence de ses confrères, Joseph Lister à Glasgow, chef du service de chirurgie, aidé par les récents travaux de Pasteur, développe l'antisepsie. Avec l'aide des recherches du savant français, Lister acquiert la certitude que les infections postopératoires ne sont pas le fait de miasmes contenus dans l'air, mais plutôt de microbes présents sur le lieu de l'opération. Il applique ses premières mesures d'antisepsie à la chirurgie des fractures ouvertes réputées alors pour leurs fréquentes complications infectieuses. Il préconise un lavage répété des mains au cours de l'intervention avec une solution de phénol. Enfin, il recouvre la zone opérée de pansements à base de gaze phéniquée. Comme Semmelweis quelques années plus tôt, il observe que ces mesures simples font chuter le taux d'infections. Lui aussi, il se heurte à l'immobilisme de ses confrères. Toutefois, à la différence du médecin hongrois, Lister jouit tout de même d'une grande réputation, ce qui lui permet, à force de publications et de preuves statistiques, d'imposer non sans mal sa théorie. A partir de 1875, sa méthode est peu à peu adoptée et son inventeur, couvert d'honneurs.

Eradiquer les microbes des zones opérées est une première avancée dans la lutte contre l'infection. La seconde consistera à limiter la contamination du site opératoire. Jusque dans les deux dernières décennies du XIXe siècle, les chirurgiens opèrent à mains nues, certes désormais lavées, mais ils sont revêtus d'une blouse souillée des stigmates des précédentes opérations.

En 1878, Pasteur, désormais convaincu que les microbes sont responsables des infections observées chez l'homme et qu'ils sont présents de manière naturelle dans notre environnement, déclare au cours d'une séance de l'Académie de médecine : *« Si j'avais l'honneur d'être chirurgien, pénétré comme je le suis des dangers auxquels exposent les germes des microbes répandus à la surface de tous les objets, particulièrement dans les hôpitaux, non seulement je ne me servirais que d'instruments d'une propreté parfaite, mais, après m'être nettoyé les mains avec le plus grand soin, je n'emploierais que de la charpie, des bandelettes, des éponges préalablement exposées dans un air porté à la température de 130 à 150° ».*

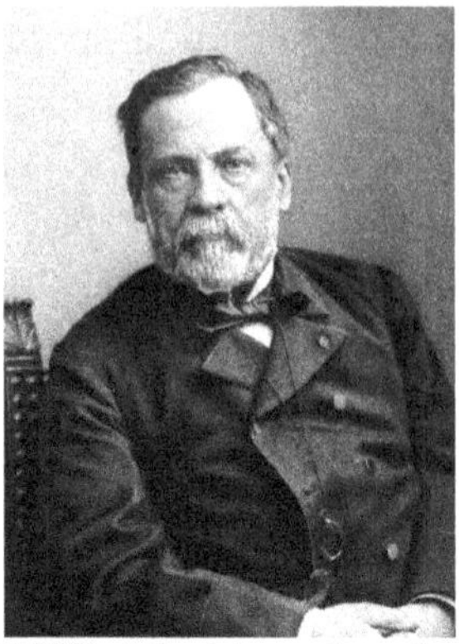

Louis Pasteur (1878) et l'existence des microbes, © BIUS.

A partir de 1880, les idées de Pasteur sont peu à peu suivies. Terrillon et Terrier en France, Halsted aux Etats-Unis appliquent les procédures proposées par Pasteur. Les premiers autoclaves voient le jour.

En 1886, les premiers gants en caoutchouc apparaissent. Cette année-là, William Halsted sort du sanatorium de Providence après deux années d'une difficile désintoxication à la cocaïne survenue après ses expériences d'anesthésie locale. L'hôpital de Baltimore, un des plus importants aux USA, l'engage. Halsted y opère en utilisant les méthodes antiseptiques de Lister et la stérilisation des instruments prônée par Pasteur. Toutefois, l'acide phénique dans lequel les chirurgiens et les infirmières trempent leurs mains avant et durant les interventions chirurgicales est un produit très irritant. Son infirmière de bloc opératoire est Mlle Caroline Hampton. Il en est secrètement amoureux. Un jour, elle lui fait part de son désir de quitter le service en raison des plaies que l'acide phénique crée sur ses mains, d'autant que l'hiver est rude et froid, cette année-là. Halsted parvient à trouver un moyen pour ne pas voir sa « belle » quitter sa salle d'opération. Allant à New York, il rencontre Charles Goodyear. Celui-ci met au point des gants en caoutchouc que Mlle Caroline Hampton portera désormais durant les interventions. L'équipe de Halsted en fera autant par la suite.

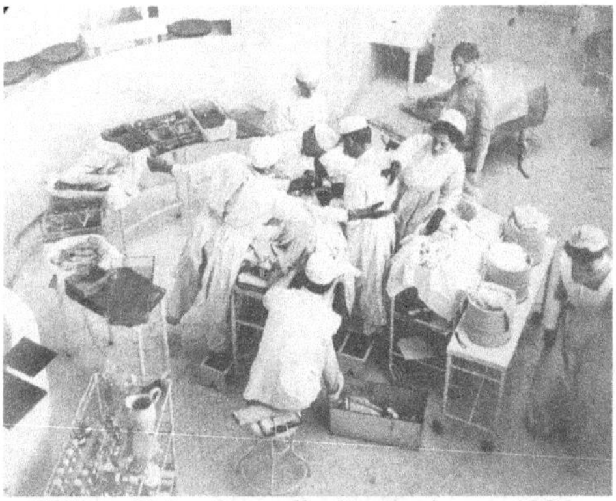

William Halsted en salle d'opération en 1886.
Table d'opération plane et métallique, © BIUS.

Mais, il faudra attendre encore dix ans pour que son élève, Joseph Bloodgood, prône l'usage des gants chirurgicaux comme une mesure d'asepsie et non simplement comme un élément de confort.

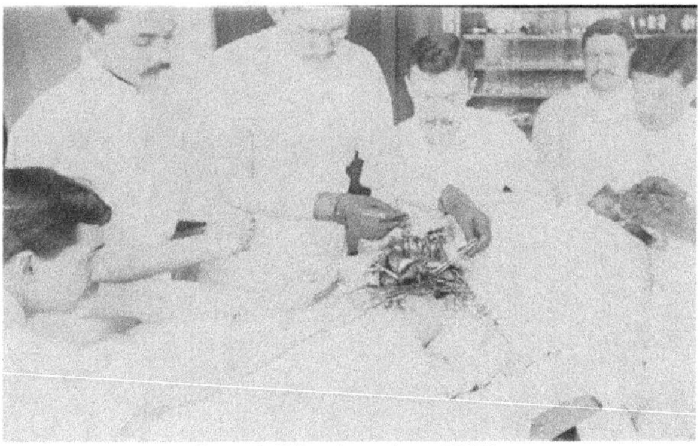

Joseph Bloodgood en 1896.
Table d'opération plane, © BIUS.

C'est également à partir des années 1880 que les blouses et les calots font leur apparition et que les opérations commencent à être effectuées dans des salles spécialement dédiées à cela.

C'est la galanterie de Halsted vis-à-vis de son infirmière qui a permis la naissance des gants de chirurgie. 1880 est également une date importante aux Etats-Unis pour le développement des tables d'opération.

Références bibliographiques :

Dacchez R., *Histoire de la médecine*, Tallandier (éd.), Paris, 2008.

D'Allaines C., *Histoire de la chirurgie*, Presses universitaires de France, Paris, 2ème éd., 1967.

Germain M. A., *L'épopée des gants chirurgicaux*, L'Harmattan (éd.), Collection Médecine à travers les siècles, Paris, 2013.

L'anesthésie et ses progrès

par le Pr Michel Germain et le Dr Xavier Riaud

Ce n'est qu'à partir du milieu du XIXe siècle, avec la découverte de l'anesthésie, de l'asepsie et de l'antisepsie que la chirurgie a pu réellement se développer. Et l'évolution des tables d'opération n'a été rendue possible que grâce à ces progrès.

Depuis l'Antiquité, de nombreuses méthodes d'anesthésie ont été employées. Les propriétés analgésiques de certaines plantes, comme la mandragore ou le pavot, sont connues et, dès le Moyen Âge, la littérature médicale rapporte l'utilisation d'éponges imprégnées de ces substances et, parfois même, l'administration de clystères narcotiques. D'autres techniques assez brutales ont été utilisées comme assommer le malade ou comme comprimer les carotides pour provoquer une perte de connaissance, technique préconisée par Ambroise Paré. Puis, à partir du XVIIe siècle, la technique la plus employée consiste à enivrer le malade, lui faire mordre une balle de plomb et le maintenir vigoureusement. Il faut dès lors que le chirurgien œuvre rapidement.

En 1839, Velpeau résume la pratique de l'époque concernant la douleur peropératoire : *« Eviter la douleur au cours des opérations chirurgicales est une chimère qu'il n'est plus permis de poursuivre aujourd'hui. Un instrument tranchant et la douleur dans la médecine opératoire sont deux concepts qui ne se présentent jamais séparés l'un de l'autre »*.

Durant la première moitié du XIXe siècle, une attraction de foire connaît un grand succès auprès des foules. Il s'agit de l'inhalation de protoxyde d'azote nommé également « gaz hilarant » et découvert par Priestley, en 1776. C'est en assistant à l'une de ces démonstrations publiques que le dentiste américain Horace Wells a l'idée de tester les propriétés anesthésiantes de ce gaz. Le 9 décembre 1944, à Hartford, a lieu une démonstration de l'emploi de ce gaz par Gardner Quincy Colton, un chimiste ambulant. Le cobaye à qui le gaz a été administré se blesse à la jambe et continue de rire. Le 10 décembre, Horace Wells demande à John Riggs, son associé, de lui enlever une dent de sagesse en utilisant ce procédé. En présence de Colton qui a été sollicité pour l'occasion, la dent est extraite sans douleur, ce qui est une première. Déterminé à faire reconnaître son procédé, Wells parvient à obtenir que ce gaz soit employé au cours d'une intervention au Massachussetts General Hospital de Boston. C'est un échec. Wells ne s'en remettra pas et tombe en dépression.

Concernant l'histoire de l'anesthésie, trois noms prédominent : Horace Wells, William Thomas Green Morton et Charles Jackson.

Crawford W. Long (1815-1878) a été le premier à découvrir l'anesthésie en chirurgie, en 1842. Il utilise l'éther sulfurique comme anesthésique pour des chirurgies mineures. Sa pratique dans une petite ville ne lui a pas permis de présenter l'anesthésie à l'éther comme une méthode. Il utilise ce produit, mais pas en tant que technique. Il n'a donc pas hérité du mérite qui aurait dû être le sien, mais c'est malgré tout un précurseur.

Horace Wells (1815-1848) a démontré l'effet anesthésique du protoxyde d'azote en pratique dentaire. Il l'a utilisé sur lui-même, nous l'avons vu, puis sur de nombreux patients dès 1844. Si son échec a été retentissant en milieu chirurgical dans le service de John Warren à Boston, son nom a été honoré dans le monde entier, car, désintéressé, il a refusé toute rémunération quant à sa découverte et l'a offerte à l'Humanité dans le but de servir son bien-être.

Mais, hélas pour lui, tout cela sera à titre posthume. Wells, complètement oublié et en pleine addiction au chloroforme, autre procédé qu'il testera comme anesthésiant, se suicide, en 1848, en se tranchant l'artère fémorale, après avoir été incarcéré suite à une agression commise dans un état second, sur des prostituées.

Charles Jackson (1805-1880) est médecin et chimiste. Il conseille l'usage de l'éther sulfurique à Morton comme anesthésique et non celui du protoxyde d'azote. Toutefois, il ne prend pas part à son utilisation en chirurgie. Il revendiquera ardemment une paternité pour cette méthode d'anesthésie. Sans succès véritable. Il n'aura aucune hésitation quant aux moyens employés à cette fin provoquant certainement l'état d'émoi profond qui a animé Morton au moment de sa mort suite à la lecture d'un article diffamatoire de Jackson.

William Thomas Green Morton (1819-1868) travaille chez Horace Wells pendant un an. Tout les oppose. Wells est un bienfaiteur qui souhaite offrir sa découverte à l'Humanité sans en tirer profit et Morton lui souhaite s'enrichir avec. Les deux hommes se séparent. Morton entreprend alors, de son côté, ses recherches sur l'éther sulfurique. Il n'hésite pas à l'utiliser sur lui-même. Il parvient à susciter l'intérêt du Pr John Collins Warren du Massachussetts General Hospital de Boston. Ce dernier effectue l'exérèse d'une tumeur maxillaire et linguale en plaçant le patient sous éther sulfurique. C'est un vrai succès. Morton a alors 27 ans. Le 16 octobre 1846, son nom devient célèbre dans le monde entier. Morton dépose un brevet pour son « anesthésique », mais ne parviendra jamais à obtenir l'argent qui aurait dû lui revenir de droit. Son nom est fêté partout dans le monde et les honneurs se multiplient en provenance de nombreux pays.

Henry Jacob Bigelow déclarera devant les succès de cette méthode : *« Nous venons d'assister à un événement capital dans les annales de la chirurgie. Notre métier est délivré pour toujours de son horreur ».*

En 1842, après le succès rencontré par l'emploi de l'éther sulfurique, le mot « anesthésie » est définitivement accepté (en grec : insensibilité).

Après l'intervention de Morton en 1846, l'anesthésie s'impose comme une technologie indissociable de la chirurgie. Suite à une période de stagnation au début du XIXe siècle, l'anesthésie s'améliore en particulier pour ce qui est des produits volatils. Pour éviter les accidents dus à l'angoisse, c'est-à-dire pour préparer le patient, la prémédication devient systématique pour combattre son appréhension. Ensuite, on recherche d'autres modes d'anesthésie, comme l'anesthésie locale. Pour les dentistes, c'est William Halsted (1852-1922), chirurgien américain et inventeur des gants en caoutchouc, qui utilise pour la première fois une tronculaire à l'épine de Spix, sur la partie montante de la mandibule, pour endormir la branche V3 du nerf trijumeau.

A la fin du XIXe siècle, l'utilisation des produits volatils domine : l'éther avec Morton, le protoxyde d'azote et surtout le chloroforme. L'anesthésie s'est imposée rapidement dans toutes les disciplines chirurgicales et aussi en obstétrique. L'accouchement sans douleur est réalisé dès 1847 et le chloroforme est utilisé notamment pour l'accouchement du quatrième enfant de la reine Victoria.

Les physiologistes, dont Claude Bernard, conseillent des injections préalables de morphine et d'atropine. De même, Claude Bernard, en 1850, montre comment agit le curare en bloquant la plaque motrice des muscles. Cette technique nécessite une respiration artificielle. Cela a constitué une véritable révolution en chirurgie.

Trendelenburg, en 1871, réalise une trachéotomie pour éviter les ennuis respiratoires. En 1880, on lui substitue l'intubation trachéale et l'orifice trachéal est repéré avec le laryngoscope. Cette évolution aboutit à la création du respirateur artificiel.

Les années 1900 se caractérisent par l'amélioration des anesthésiques volatils et l'emploi des anesthésiques à action localisée.

L'appareil d'Ombredanne, en 1908, permet de doser l'éther inhalé. La simplicité de cet appareil a permis à toute une génération d'assurer des anesthésies correctes.

A la même époque, l'utilisation des anesthésies à action localisée permet d'éviter les complications pulmonaires. L'anesthésie locale par application de solution de xylocaïne est suggérée par Sigmund Freud en 1880. La première seringue à injection est fabriquée par Charles Gabriel Pravaz en 1852, à Lyon. Cette invention permet l'anesthésie locale dès 1884. Steward Halsted à Baltimore en est le promoteur suivi en France par René Leriche. A partir de 1898, Auguste Bier propose la rachianesthésie en injectant, au contact de la moelle épinière, le liquide anesthésique. En 1901, Sicard réalise l'anesthésie épidurale par injection du produit autour de la dure-mère. En fait, les techniques anesthésiantes ont été peu modifiées durant la Première Guerre mondiale (1914-1918). Après ce conflit, l'utilisation d'anesthésique par voie intraveineuse constitue un progrès indiscutable. En 1932, un dérivé barbiturique prend son essor. C'est le penthiobarbital, aussi appelé en 1934, le penthotal. Injecté par piqûre dans une veine, ce produit donne, en quelques instants, un sommeil profond et aboutit à une relaxation complète du patient.

En France, ce nouveau mode d'anesthésie débute très lentement avant la Deuxième Guerre mondiale. Il faut noter que c'est en 1944 que s'est agencée l'anesthésie réanimation suite à l'arrivée de la première armée française en Provence.

L'anesthésie s'organise en France, en 1945. Elle devient une science à part entière. En effet, c'est à cette date que les anesthésistes spécialisés apparaissent. Il faut attendre 1948 pour que soit créé, en France, un diplôme officiel d'anesthésie.

Le terme d'anesthésiologie englobe tout ce qui a trait à cette spécialité. Le terme anesthésiste désigne celui qui pratique les anesthésies. Le service s'appelle « service d'anesthésiologie ».

En salle de cours, c'est l'anesthésiologiste qui intervient comme enseignant.

En France, à la suite des travaux de Laborit et Huguenard, il a été proposé le cocktail lytique à base de phenergan, de dolosal et de largactyl, entraînant un sommeil profond avec suppression des douleurs les plus fortes.

Outre l'anesthésie, la respiration artificielle est une évolution positive indéniable, permettant le contrôle rigoureux de la respiration. Celle-ci se fait soit par un appareil simple avec un ballon d'oxygène, soit par des respirateurs artificiels. C'est C. Crafoord de Stockholm qui le premier a utilisé un respirateur automatique pour la chirurgie thoracique. En 1953, au Danemark, lors de l'épidémie de poliomyélite, le ventilateur d'Engstrom a sauvé de nombreuses vies. L'intubation trachéale est indispensable pour réaliser une respiration artificielle efficace. Celle-ci maintient l'équilibre oxygène-gaz carbonique dans le sang. L'anesthésiste doit réaliser un contrôle minutieux avec une vigilance extrême.

L'hypotension provoquée et contrôlée a pour but de baisser la pression artérielle et de réduire les hémorragies. Pour cela, des analgésiques dérivés de la morphine sont administrés.

L'hypothermie profonde réduit l'activité des organes nobles (cerveau, cœur, foie, reins). Elle utilise l'application de glace ou bien elle agit en refroidissant le sang au cours de la circulation extracorporelle.

Cette dernière assure la circulation générale en cas d'arrêt du cœur. Elle est effectuée par une pompe reproduisant la circulation du sang et un poumon artificiel où le sang circule au contact de l'oxygène. C'est John Gibbon de Philadelphie avec l'aide de Michaël De Bakey, en 1950, qui a mis au point ce procédé.

L'anesthésie électrique est induite par application d'électrodes sur le front et les tempes du patient. En France, en 1970, Cara, Debras et Dufour en ont fait l'étude et l'application à l'homme. Cette technique est utilisée en science vétérinaire, chez le cheval en particulier.

Anesthésie et réanimation sont étroitement associées. La réanimation a pour but de maintenir et de rétablir la stabilité des différentes fonctions vitales de l'organisme. Elle préserve l'équilibre du milieu intérieur et facilite la respiration, et la circulation sanguine.

La transfusion sanguine participe aussi à l'intervention chirurgicale. C'est Landsteiner, un Autrichien, qui démontre l'existence des groupes sanguins en 1900. Il prouve que le mélange du sang de deux groupes différents est dangereux, voire mortel, par agglutination des globules du sang du receveur. Outre la transfusion de sang, la réanimation contrôle en particulier la pression sanguine et la respiration pulmonaire.

La réanimation intéresse à présent tous les services de soins médicaux et chirurgicaux, et ce, dans toutes les disciplines. Tous les appareils sophistiqués qui contrôlent les fonctions organiques forment ce qu'on appelle le monitorage, aussi appelé le monitoring.

Le défibrillateur a également une importance fondamentale. Lorsque le cœur cesse toute contraction, il est en arrêt total. Lorsqu'il arrête ses contractions rythmées, mais conserve une activité musculaire anarchique, c'est la fibrillation ventriculaire. Un choc électrique assuré par le défibrillateur peut sauver la vie du malade et les battements cardiaques efficaces reprennent. Les défibrillateurs en état de marche sont présents dans les services de chirurgie, de cardiologie, d'anesthésie réanimation, au bloc opératoire et à présent dans des points précis à disposition de la population.

L'anesthésie rend plus confortable l'acte chirurgical pour le chirurgien et son patient. Il est ainsi possible d'opérer sans précipitation et de tenter des procédures plus minutieuses, et complexes. Jusqu'en 1945, il n'y a pas, en France, de statut d'anesthésiste officiel. L'anesthésie est pratiquée par des non-médecins. La première armée française, débarquée en août 1944, en Provence, amène avec elle des anesthésistes spécialisés. Depuis cette époque, les anesthésistes doivent être diplômés. En 1948, est créé le diplôme officiel d'anesthésiste. Ainsi, les patients devant bénéficier d'une anesthésie peuvent se confier avec une totale confiance à ceux qui en ont la charge.

<u>Références bibliographiques</u> :

Arnulf G., *L'histoire tragique et merveilleuse de l'anesthésie*, Lavauzelle (éd.), 1989.

Baumann J. & Desmons J. M., *L'anesthésie*, Presses universitaires de France, Paris, 1979.

Bernard Cl., *Leçon sur les anesthésiques et sur l'asphyxie*, J.-B. Baillère (éd.), Paris, 1875.

Germain M. A., *René Leriche, pionnier de la chirurgie vasculaire*, Glyphe (éd.), Paris, 2011.

Morton W. T. G., « Notice « To Surgeons and Physicians » », in *Boston Medical and Surgical Journal*, 25 novembre 1846.

Riaud Xavier, *Les dentistes américains dans la guerre de Sécession (1861-1865)*, L'Harmattan (éd.), Collection Médecine à travers les siècles, Paris, 2ème éd., 2012.

Zimmer M., *Histoire de l'anesthésie*, EDP Sciences, Les Ulis, 2008.

« *Passer sur le billard* »

par le Dr Xavier Riaud

Régulièrement, tous les professionnels de santé entendent leurs patients dire qu'ils vont *« passer sur le billard. »* Mais, d'où peut bien venir cette fameuse expression ? Quelle en est l'étymologie précise ?

. Signification :

Subir une intervention chirurgicale. Expression populaire.

. Origine :

1er sens : Cette expression daterait de la guerre de 1870. Le café des Soquettes à Sedan aurait été transformé en hôpital de campagne. Les blessés du champ de bataille, dont le maréchal Mac Mahon, auraient été opérés sur les billards du restaurant, faute de table chirurgicale. D'autres auteurs affirment que cette locution viendrait de la Première Guerre mondiale où les chirurgiens, face à une pénurie de matériel, auraient fait de même sur des billards réquisitionnés.

2ème sens : Le Dr Louis Alexandre Billard (1809-1884), médecin et dentiste, fonde, en 1834, à Paris, la première fabrique française de matériels dentaires. Son fils E. Billard et son neveu A. Heymen ont donné un essor bien réel à cette entreprise jusqu'au XXe siècle. La maison E. Billard était située au 4, passage Choiseul à Paris. Les fauteuils dentaires étaient commercialisés sous le nom de Billard. De par leur véritable succès, les patients, se rendant chez le dentiste, passaient donc sur le billard, ce qui désignait alors le fauteuil dentaire. Cette locution se serait, par la suite, étendue à l'ensemble des tables chirurgicales.

. Citation :

« De temps à autre, l'idée de se faire raboter le nez l'assaillait. Une nana passait par là et il oubliait ses intentions opératoires. Il séduisait tel qu'il était. Alors, à quoi bon passer sur le billard ? »

Dominique Rocher, *La rouquine tranche dans le vif*, Manuscrit.com (éd.), 2003.

Références bibliographiques :

Association de sauvegarde du patrimoine de l'art dentaire, « Les deux fauteuils dentaires du musée des Hospices civils de Lyon », in *http://www.biusante.parisdescartes.fr*, 2011.

Ferrante Thomas, *Petit lexique bucco-dentaire de proverbes et autres expressions*, L'Harmattan (éd.), Collection Médecine à travers les siècles, Paris, 2015.

fr.wikipedia.org, *Billard*, 2015.

Petite histoire du fauteuil dentaire

par le Dr Xavier Riaud

Au XVIe siècle, le dentiste est debout et le patient aussi, ou assis sur un tonneau, ou par terre. Tout du moins, est-ce ainsi qu'on le trouve représenté sur les peintures de l'époque. A côté, bien souvent, il y a une table, une cruche d'eau et quelques instruments. Le dentiste est parfois sur une estrade et le patient, à même le plancher. Une table ou un tréteau supporte les instruments.

Fauchard, en 1728, dans son livre *Le Chirurgien-Dentiste, ou Traité des dents*, refuse que le patient soit assis par terre. Il préconise une chaise et surtout un fauteuil. Son choix porte sur un fauteuil qui favoriserait le confort du malade et celui du dentiste. *« Afin de rendre l'opération plus aisée, on doit le faire asseoir sur un fauteuil ferme et stable, propre et commode, dont le dossier sera garni de crin, ou d'un oreiller mollet plus ou moins élevé et renversé suivant la taille de la personne, et surtout suivant celle du dentiste. »* Sur certaines opérations, *« il ne sera plus question dans un tel cas ou d'autres semblables de situer le malade sur un fauteuil, il faudra lui substituer le canapé, le sofa ou le lit... pour lors, on opérera à sa bouche commodément, la situation du sujet ainsi couché étant la plus avantageuse. »*

Bourdet, en 1757, dans *Recherches et observations de toutes les parties de l'Art du dentiste*, rejoint Fauchard dans son argumentation. En 1802, Laforgue, dans *L'Art du dentiste*, affirme : *« Il faut deux serviettes au moins et deux verres, de l'eau et un vase pour y cracher. La tête de l'opéré doit pouvoir s'appuyer sur le dossier d'un siège moyennement haut. L'opérateur, après avoir lavé ses mains et mis une serviette devant celui qu'il va opérer, place ses instruments à sa portée. »* Le même précise que le positionnement de l'opérateur change en fonction de la dent à enlever et *« qu'il y a des sièges fait exprès pour cela. »* L'absence de mobilier spécialisé a pour résultat de permettre les visites au domicile des malades.

Maury est le premier à décrire, en 1815, un crachoir, description qu'il publie dans son *Traité complet de l'art du dentiste* (1828-1833).

En 1831, James Snell, en Angleterre, solidarise plusieurs composants du poste de travail pour n'en faire qu'un fauteuil spécialisé. C'est la première unité opératoire de chirurgie dentaire. Dans *A practical guide to operations on the teeth* paru cette année-là, Snell précise trois principes essentiels qui régissent un fauteuil opératoire fonctionnel :

1/ Le siège doit permettre de placer le patient dans toutes les positions nécessaires au confort du dentiste et du malade ;

2/ Les composants du poste de travail qui impliquent une bonne accessibilité doivent être attenants au fauteuil ;

3/ Le repose-pieds doit être prévu pour s'adapter aux changements de position du patient tout en conservant un bon maintien des jambes du malade.

A partir de 1860, le crachoir est vendu systématiquement avec le fauteuil, comme la tablette porte-instruments qui est fixée au même fauteuil. Tous les pays vont de leur innovation :

- Owen à Londres, en 1859 ;

- George en France, en 1860 ;

- Pfeffermann à Vienne, en 1862, adapte le sien à l'usage des courants galvaniques ;

- Snowden & Cowman aux USA, en 1867, dont la potence est reliée au crachoir et à la tablette.

En 1864, paraît la première page publicitaire dans *l'Art dentaire* pour un fauteuil vendu par Billard. Le fauteuil anglais de Morrison est mis en vente en 1868 par la firme Claude Ash & Sons basée à Londres. C'est le premier auteur à préconiser un fauteuil pour le travail d'un opérateur assis ou debout. Le fauteuil de Harris (1871) est, quant à lui, le premier fauteuil métallique. En 1871, Morrison dépose un brevet pour un tour dentaire à pédale. C'est un système qui repose sur une pédale à actionner avec une pièce à main au bout. C'est le premier du genre.

La même année, Green dépose un brevet pour un premier moteur électrique à usage dentaire. En 1875, le journal *Dental Cosmos* présente l'injecteur à salive de Fisk. C'est le premier modèle de pompe à salive à dépression d'eau. Cette même année, sort le fauteuil de Hayes qui dispose d'un dossier à inclinaison compensée. Les rapports entre la tête et le dos du patient sont constants lors de l'inclinaison.

En France, en 1876, paraît, pour la première fois, le *Cosmos dentaire* publié par la maison Billard. Cette revue ne fait de la publicité, au début, que pour des fauteuils américains.

Aux Etats-Unis justement, le premier fauteuil est conçu selon les préceptes de Fauchard entre 1790 et 1812. C'est un rocking-chair sans bascule avec des repose-bras, une têtière et quatre pieds. C'est celui de Josiah Flagg (1738-1795), élève du dentiste français Jean Gardette qui est venu avec La Fayette pendant la guerre d'Indépendance (1775-1783). Le descriptif du fauteuil d'Emile Gardette, fils de Jean, est publié en 1844. C'est la première représentation d'un crachoir avec un pied. En 1848, le *Dental Cosmos* montre un fauteuil avec une têtière.

Les fauteuils sont tous équipés d'un mécanisme de réglage en hauteur. Le patient peut être incliné en gardant sa stabilité.

En 1859, paraît la première publicité pour un fauteuil dentaire dans la revue de la firme S. S. White (du nom de Samuel Stockton White, son dentiste-fondateur), le *Dental Cosmos*. Cette année-là, le premier fauteuil à bascule de Justus Ask, qui le brevète aussitôt, est commercialisé par S. S. White.

En 1877, le fauteuil de Wilkerson propose un système de levage non plus à manivelle, mais avec une pédale à levier (avec piston et vérin).

24 novembre 1914 : cérémonie d'ouverture à Boston du Forsyth Dental Infirmary for Children. La salle clinique est inaugurée et présente 56 Forsyth Units conçus par la S. S. White Dental Manufactoring Company. Le tout-en-un : la base du fauteuil est solidaire d'un piètement supportant deux colonnes de l'équipement, l'une d'elles étant reliée au crachoir fontaine avec porte-verre et pompe à salive, et l'autre colonne avec, à son sommet, le moteur électrique muni d'un bras et d'une pièce à main. Sous le fauteuil, apparaît un bras solidaire d'une tablette aseptique en opaline blanche avec dessus, deux seringues à eau et à air. La notion d'Unit est née.

Le 22 février 1915, l'Evans Museum et le Dental Institute, School Dentistry sont inaugurés au sein de l'université de Pennsylvanie à Philadelphie (Evans du nom de Thomas Evans, le dentiste américain et ami de Napoléon III). La grande salle clinique est pourvue de 134 fauteuils S. S. White. Cette clinique est aménagée dans le même esprit que la précédente.

En 1917, le Ritter Unit Equipment est présenté par S. S. White. Il présente une colonne centrale avec deux bras, un pour le poste d'eau et un pour la tablette, et le tour électrique.

En 1923, Electro-Dental est le premier à présenter un fauteuil électrique qui permet à l'opérateur de modifier la hauteur du fauteuil tout en restant assis.

Références bibliographiques :

Rousseau Claude, « Histoire de l'aménagement opératoire du cabinet dentaire », in *Actes de la Société française d'histoire de l'art dentaire*, http://www.biusante.parisdescartes.fr, 1991-1998.

Zimmer Marguerite, « Petite histoire de l'art dentaire – avant 1900 à 1950 », in *Actes de la Société française d'histoire de l'art dentaire*, http://www.biusante.parisdescartes.fr, sans date.

Equipements annexes au fauteuil dentaire et petite instrumentation

par le Dr Xavier Riaud

En 1913, le tube de Coolidge, physicien américain, permet une radiothérapie médicale semi-pénétrante. La première publicité pour ce tube paraît dans le *Dental Cosmos* en 1919.

En 1915, le premier appareil de radiographie dentaire est commercialisé par l'American X-rays Equipment and Co.

En septembre 1921, Coolidge parvient à éliminer le fil anodique à haute tension. Ce modèle est présenté devant l'American Roentgen Society et commercialisé, en 1923, sous le nom de Coolidge Dental X-rays Unit par Victor X-rays Corporation, qui sera absorbée plus tard par General Electric.

En 1929, Albert Bouwers, chercheur de la firme Philips fondée à Eindhoven, présente le premier tube à anode rotative, ce qui constitue une innovation indiscutable.

En 1933, Siemens en Allemagne propose le Pantix, premier tube radiogène à anode rotative avec évacuation de la chaleur par rayonnements.

En 1875, apparaît le premier éclairage de la bouche par deux projecteurs, au catalogue de la maison Ash & Sons de Londres. Avant, on utilisait une lampe à huile.

En 1916, Electro-Dental met en avant l'éclairage du Dr Rhein qui présente quatre globes. Ce procédé d'éclairage est conservé par les fabricants jusque dans les années 1950.

Le scialytique apparaît en Europe, dans les années 1925, et concurrence le modèle précédent, mais il comporte des inconvénients majeurs (poids très lourd ; la grande coupole est tapissée en périphérie d'une série de facettes réfléchissantes).

A partir de 1850, les cabinets dentaires se multiplient dans les villes. En 1868, Green présente le premier moteur pneumatique. En 1872, Eliot fabrique et brevète le premier dispositif à suspension plafonnière pour un tour dentaire à pédale. Samuel S. White produit le premier tour dentaire à pédale à bras flexible en 1874. A cette époque, les premiers tours dentaires qui utilisent la force motrice fournie par la pression d'eau des canalisations urbaines sont opérationnels.

En 1887, un dentiste français, le Dr Brasseur, expose le premier injecteur électrique à air comprimé au congrès de Washington. La même année, Nehmer de Berlin dépose un brevet n° 43 198 classe 30 pour un mécanisme électrique de fraisage à usage dentaire. En 1883, la société S. S. White commercialise un moteur électrique à double induction, fixable au mur, au plafond ou au fauteuil.

En 1911, Emile Huet, dentiste belge, développe un moteur électrique en doublant les pôles de l'inducteur. Il obtient une vitesse de 10 000 tours/minute au lieu des 3 000 d'alors.

A partir de 1950, les préceptes d'Huet sont repris par tous les laboratoires et considérablement améliorés :

- Kavo en Allemagne obtient 40 000 tours/minute ;
- Micro-Méga en France obtient 80 000 tours/minute ;
- Midwest aux USA monte jusqu'à 125 000 tours/minute.

En 1953, la première turbine hydraulique pouvant tourner à 60 000 tours/minute est produite par Robert Nelsen et le National Bureau of Standard of Washington.

En 1955, arrive, sur le marché, le premier appareil à ultrasons de Nielsen, Richard et Wolcott, le bien nommé Cavitron breveté par la Cavitron Equipment Corporation.

Le modèle commercialisé en 1955 par Bowen & Co, le Turbo-Jet, peut monter, quant à lui, à 100 000 tours/minute.

Le premier concept de turbine alimentée par de l'air comprimé est dessiné par Léonard de Vinci (1452-1519). En 1868, nous l'avons déjà vu, Green dépose un brevet pour un tour pneumatique. En 1874, Straub brevète une turbine destinée à une alimentation par eau ou par air. En 1941, John Iserman dépose un brevet pour une pièce à main actionnée par une turbine à air pouvant tourner à 25 000 tours/minute. En 1948, le Dentalair, une turbine à air, est présenté en Suède. Il est breveté aux USA en 1952. En 1957, John V. Borden et l'American Dental Supply exposent, au congrès de Rome de la Fédération dentaire internationale, la turbine Aérotor dont la vitesse oscille entre 5 000 et 350 000 tours/minute. Une importante étape vient d'être franchie avec cette innovation.

Au début des années 1960, les premières turbines à coussin d'air font leur apparition.

En 1899, le crachoir à piètement circulaire de Weber est installé. C'est le premier crachoir en verre. Il est balayé par un jet d'eau tangentiel, ce qui en facilite le nettoyage. Au début 1900, les crachoirs à fontaine se multiplient.

S. S. White commercialise le premier stérilisateur en 1908. En 1910, sont vendus les premiers stérilisateurs à air sec et à vapeur d'eau.

En 1911, le premier compresseur à air comprimé électrique est lancé par Electro-Dental qui remplace le compresseur à générateur hydraulique et réactualise la dentisterie électro-pneumatique. En 1915, un tableau électro-pneumatique est introduit. Il offre un ajustement automatique du courant suivant le type d'instrument sélectionné en évitant tout réglage manuel. En 1916, Electro-Dental, American Cabinet & Co et Ritter rassemblent le compresseur, le porte-instruments et le tableau électrique en un seul meuble.

Références bibliographiques :

Rousseau Claude, « Histoire de l'aménagement opératoire du cabinet dentaire », in *Actes de la Société française d'histoire de l'art dentaire*, http://www.biusante.parisdescartes.fr, 1991-1998.

Zimmer Marguerite, « Petite histoire de l'art dentaire – avant 1900 à 1950 », in *Actes de la Société française d'histoire de l'art dentaire*, http://www.biusante.parisdescartes.fr, sans date.

Conclusion

Les tables d'opération, comme les salles d'opération, les éclairages, le traitement de l'air, l'informatique sont des équipements à fort potentiel évolutif.

Deux notions sont majeures à considérer :

- Actuellement, les avantages des tables à pilier mobile sont importants (maintenance, nettoyage, absence de réservation, excentration).

- Il convient de privilégier l'homogénéité de tous les piliers dans un même bloc opératoire et d'installer si possible les mêmes tables, et les mêmes piliers dans toutes les salles d'opération.

Toutefois, si le bloc opératoire est orienté essentiellement vers des actes chirurgicaux nécessitant une excellente stabilité de la table d'opération (orthopédie) et si l'on peut facilement prévoir les réservations techniques adéquates, il est préférable de s'orienter vers le pilier fixe. Dans tous les autres cas, il vaut mieux se diriger vers le pilier déplaçable ou le pilier mobile.

On recommande également de prévoir, dès la construction des salles d'opération, une réservation (décaissement, fourreau électrique) afin de ne pas être limité au choix unique du pilier déplaçable, car nous ignorons de quoi sera fait l'équipement des salles d'opération dans les vingt années à venir.

L'épopée des tables d'opération s'est faite en six périodes. Dans l'Antiquité, il s'agit essentiellement de réduire les fractures sur des tables planes en utilisant des tractions. Avant 1800, il s'agit d'une simple table en bois. De 1800 à 1860, apparaît la nécessité de la table d'opération en France, en Russie, aux Etats-Unis (tables peu onéreuses, permettant de réaliser toutes les opérations chirurgicales (examen, chirurgie, gynécologie)). La période de 1860 à 1920 est marquée par une évolution rapide des tables d'opération en raison des progrès de l'anesthésie, de l'asepsie et du talent de plusieurs chirurgiens (Péan, Trendelenburg). De 1920 à 2000, les tables d'opération deviennent métalliques, mobiles et comportent une motorisation très sophistiquée. Après 2000, les tables modulables sont une nécessité et les salles d'opération deviennent hybrides, permettant la chirurgie conventionnelle et la chirurgie interventionnelle.

La conception, la réalisation et l'exploitation d'un bloc opératoire nécessitent la mise en commun de compétences nombreuses et variées. Il faut en effet répondre à des impératifs dictés aussi bien par l'hygiène, le confort de l'équipe chirurgicale, les exigences de la chirurgie et de l'anesthésie, avec une place majeure pour la sécurité du patient.

Il est indispensable que tous les acteurs soient associés à la définition des besoins, à l'élaboration du cahier des charges, au choix des matériaux et dispositifs, à la validation des solutions technologiques et matérielles adaptées au bloc opératoire.

Il y a un domaine où l'ingénierie biomédicale peut donner sa pleine mesure, c'est dans la traduction de ces besoins en termes d'exigences techniques. La vérification de la conformité d'une offre à l'expression des besoins et au contrôle des résultats obtenus est une nécessité. La sécurité des patients doit permettre aussi l'innovation chirurgicale.

Bibliographie

Anonyme, « Operating Theatre. Old St. Thomas hospital », in *B. M. J.*, 1962; 3: 1188.

Aschemann Dirk, *OP-Lagerungen für Fachpersonal*, Heidelberg (ed.), 2009, Figure pp.53-56.

Bainbridge W. S., « The evolution of the operating table », in *New York Med. J.*, 1911; 19: 909-18.

Bardou Jean-Paul, *Contribution à l'étude de l'éclairage des salles d'opération*, M. Vigne (éd.), 1933.

Cabrol Christian, *Salle d'opération. Des chirurgiens racontent*, L'Archipel (éd.), 2003.

Carillo Fernand, *A propos de certaines paralysies dites paralysies des tables d'opération*, Impr. De Vve Lion fils, Toulouse, 1951.

Clave M., « Les tables d'opérations en chirurgie générale. », in *Revue de l'infirmière*, 1975 ; 25 : 743-50.

Germain M. A., « Les tables d'opérations : l'épopée de l'Antiquité à nos jours. », in *Revue d'histoire des sciences médicales*, 2010.

Germain M. A., Bonvalot S. & Missana M. C., « L'épopée des tables d'opérations », in *Annales de chirurgie*, 2006 ; 131 (2) : 162-166.

Germain M. A., Bonvalot S. & Missana M. C., « Les tables d'opérations. Historique. Evolution actuelle. », in *e-mémoires de l'Académie nationale de chirurgie*, 2005 ; 4 (3) : 18-22.

Germain M. A., Etienne P. & Wioland Y., « Les critères de choix d'une table d'opération », in *Interbloc*, 2004 ; 23 (4) : 275-8.

Hartley F. & Murray W., « Concerning the evolution of the operating table », in *New York Med. J.*, 1911; 19: 1276-7.

Kramme Rüdiger, *Medizintechnik 3*. Heidelberg (ed.), 2007, pp. 830-831.

Lettre circulaire DH/EM I n° 96-4459 du 12 août 1996 relative à la sécurité d'utilisation des dispositifs médicaux, incidents ou risques d'incidents liés à l'utilisation de tables d'opération (B. O. 96-37).

Ministère des Affaires sociales, *Monographies de techniques hospitalières. La salle d'opération*, Masson & Cie (éd.), Paris, 1970.

Petit D., « La chirurgie de l'obésité et les tables d'opération », in *Interbloc*, 2001 ; 3 : 181.

Petty W. C., « The operating table: a historical perspective », in *Today's Surg. Nurse*, 1996; 18: 30-4.

Poncet A., « Une salle d'opérations. A l'Hôtel-Dieu de Lyon », in *Rev. de chir.*, 1889 ; IX : 605-637.

Reverdin A., « Nouvelle table d'opération en usage à la clinique des Drs Reverdin », in *Revue de chirurgie*, 1888 : 592-598.

Schindler Herbert, *Arbeitsgebiet Operationssaal. Lagerungen, Hygiene, Gefahren*. Stuttgart, 1985, p. 26.

Remerciements

Une grande dette de gratitude me lie à tous ceux qui m'ont aidé dans mes efforts et dans mes recherches. La liste serait trop longue pour les citer tous. Je ne me limiterai donc qu'aux plus proches.

Ma gratitude va à tous ceux qui me soutiennent depuis si longtemps et qui m'encouragent sans faillir :
. Les membres de la bibliothèque de l'Académie nationale de médecine, tout particulièrement M. Damien Blanchard et son directeur dynamique et bienveillant, M. Jérôme Van Wijland ;
. Les membres de la Bibliothèque interuniversitaire de santé BIUS et en particulier Mme Estelle Lambert, conservateur, service d'histoire de la médecine, qui m'a fourni l'iconographie ;
. Le Pr Jean Dubousset qui a bien voulu écrire le chapitre « les tables d'opération orthopédique » ;
. Le Dr Morvan Gérard qui a aimablement revu et corrigé mon texte ;
. Les fabricants de tables d'opération, dont Marquet® et Trumpf®, qui m'ont communiqué leur documentation.

Je remercie plus spécifiquement le Dr Xavier Riaud, directeur de la collection Médecine à travers les siècles aux Editions L'Harmattan, membre de l'Académie nationale de chirurgie dentaire et de l'Académie nationale de chirurgie, pour son aide efficace, pour son travail de mise en pages et ses corrections. Egalement, je tiens à faire part de ma gratitude aux Editions L'Harmattan. En acceptant mon livre, en lui donnant le soutien de sa puissante réputation, la célèbre maison, honneur de l'édition française, démontre avoir su préserver les plus belles traditions, le sens des responsabilités et la diffusion de la vérité.

Evidemment, je remercie le Pr Yves Chapuis, membre de l'Académie nationale de médecine et de l'Académie nationale de chirurgie, pour sa belle préface et pour son amitié.

Enfin, je tiens à exprimer tout mon amour à ma femme qui m'accompagne dans toutes mes pérégrinations littéraires.

Table des matières

Santé et Médecine

aux éditions L'Harmattan

Dernières parutions

PAPYRUS MÉDICAL EDWIN SMITH
Chirurgie et magie en Égypte antique
Resche François - Préface d'Alessandro Roccati
Acheté à Louxor en 1862 et conservé à New York, ce papyrus n'a été traduit qu'en 1930. Copié vers 1550 avant J.-C., il décrit 48 cas de blessures, fractures, tumeurs ainsi que leur traitement. Il ne se contente pas de nommer le cerveau pour la première fois, il en précise les fonctions. Voici le plus ancien document «chirurgical» connu aujourd'hui. Ce travail propose aussi un apprentissage initiatique des hiéroglyphes accessible à tous, à partir des connaissances actualisées relatives à l'égyptologie.
(Coll. Médecine à travers les siècles, 65.00 euros, 490 p., Illustré en couleur)
ISBN : 978-2-343-08724-5, ISBN EBOOK : 978-2-14-001536-6

AIDANTS, LIENS FAMILIAUX ET MALADIE D'ALZHEIMER
Clinique et psychopathologie de la relation d'aide
Pierron-Robinet Géraldine - Préface de Pierre Charazac
L'aidant familial incarne un nouvel acteur de santé, incontournable dans le maintien à domicile de son proche malade Alzheimer. Pourtant les enjeux psychiques de la relation d'aide restent mal connus. Comment les familles vivent-elles l'évolution de la maladie d'Alzheimer de leur proche, qui bouleverse leurs relations antérieures ? Quelles sont les incidences des pertes sur les liens du couple et de la fratrie ? Et pourquoi les aidants restent-ils réticents à demander de l'aide face à la dépendance ? En s'appuyant sur le vécu des familles accompagnant un proche malade Alzheimer, cet ouvrage analyse les facteurs affectifs en jeu dans la relation d'aide.
(36.00 euros, 358 p.)
ISBN : 978-2-343-09097-9, ISBN EBOOK : 978-2-14-001550-2

SUISSE - FRANCE
Regards croisés sur les pratiques d'accompagnement de la fin de vie
Erard Véronique
Comment accompagner dignement la fin de vie ? Cette question a amené l'auteure à conduire une multitude d'interviews et à recueillir de nombreux témoignages d'acteurs de la santé, de bénévoles, de patients et de leurs proches, essentiellement en France et en Suisse. Le tableau qu'elle dresse de l'ensemble des pratiques actuelles modifie profondément notre vision de l'accompagnement

de la fin de vie. L'auteure aborde ici en détail les enjeux éthiques posés par les pratiques actuelles des soins palliatifs, du suicide assisté et de la prise en charge de la douleur.
(20.00 euros, 218 p.)
ISBN : 978-2-343-09535-6, ISBN EBOOK : 978-2-14-001327-0

L'ACCÈS UNIVERSEL AUX MÉDICAMENTS ET LES ADPIC (1994-2014)
Cheong Chi Mo Jeremy
Vingt ans après la ratification de l'Accord des Aspects des Droits de la Propriété Intellectuelle qui touchent au Commerce (ADPIC) par l'ensemble des États membres de l'OMC, il convient de faire le bilan de cet instrument juridique international dans son application à la production pharmaceutique. Cet accord devait permettre la promotion de la recherche et du développement de nouveaux médicaments, tout en assurant leur accès universel. Que pourrions-nous faire pour assurer l'accès universel aux médicaments ?
(25.00 euros, 254 p.)
ISBN : 978-2-343-09719-0, ISBN EBOOK : 978-2-14-001522-9

LES SOURDS SONT-ILS MAL ENTENDUS ?
Guyon Isabelle - Préface d'Emmanuelle Laborit
Au fil de ses rencontres d'adultes et de jeunes sourds, Isabelle Guyon a été témoin des multiples difficultés de parcours et de vie auxquels les sourds sont confrontés encore aujourd'hui. C'est cette expérience qu'elle a voulu partager avec les lecteurs. Ce livre est aussi une mine d'informations pour qui veut connaître un peu mieux le monde des sourds.
(16.00 euros, 158 p.)
ISBN : 978-2-343-09507-3, ISBN EBOOK : 978-2-14-001348-5

EXERCER LE LANGAGE LORS DE TROUBLES COGNITIFS CONSTITUÉS OU ÉVOLUTIFS
Orellana-Gelain Blandine - Préface du professeur Marie Sarazin
Ce recueil d'exercices de langage est destiné aux professionnels de la rééducation (orthophonistes, ergothérapeutes, psychomotriciens...) susceptibles d'individualiser leurs interventions, ainsi qu'à tout autre professionnel paramédical amené à intervenir à domicile, avec une équipe spécialisée Alzheimer, en hôpital de jour ou en accueil de jour, en pôle d'activités et de soins adaptés. Voici un ensemble de ressources utiles à l'accompagnement des personnes atteintes de troubles cognitifs évolutifs ou constitués. Quelques grands principes de communication y sont présentés.
(15.50 euros, 106 p.)
ISBN : 978-2-343-09701-5, ISBN EBOOK : 978-2-14-001586-1

À VOTRE SANTÉ
Données médicales et culturelles
Huile d'olive, vin, sel, café, thé, chocolat, miel, plantes médicinales
Bertrand Edmond
La consommation de nombreux produits traditionnels est réputée bénéfique alors que les avantages sont souvent fantasmés ou faux. Le professeur Edmond Bertrand

présente les avantages et inconvénients des principaux aliments consommés pour leurs effets positifs : huile d'olive, vin, sel, café, thé, chocolat, miel. Il aborde aussi la question des plantes médicinales avec leurs limites et parfois leurs dangers. Chaque chapitre comporte une partie historique et culturelle.
(19.50 euros, 186 p.)
ISBN : 978-2-343-08318-6, ISBN EBOOK : 978-2-14-001380-5

RECHERCHE APPLIQUÉE AU SPORT
Les facteurs de la valeur motrice
Tifour Meriem, Blain Alain
Cet ouvrage est une synthèse - en coopération - sur les connaissances des données actuelles sur la posture, le mouvement et l'entraînement fonctionnel du sport. Il a pour visée d'informer le public comme les professionnels sur les méthodes efficaces mais mal connues du public concerné par les douleurs habituelles et déséquilibres posturaux de base. Pour une meilleure disponibilité corporelle souhaitable et à acquérir depuis l'enfance.
(26.00 euros, 252 p.)
ISBN : 978-2-343-08803-7, ISBN EBOOK : 978-2-14-001483-3

SPORT ET ARTHROSE OU ARTHROSE DU SPORT
Enquêtes épidémiologiques internationales et perspectives de prévention
Blain Alain, Tifour Meriem
Cet ouvrage a pour but d'informer tous les professionnels (médecins, médecins du sport, entraîneurs, éducateurs...) sur les douleurs et les dysfonctions posturales et musculo-squelettiques. Coopération et applications préventives d'éducation, prévention et sécurité par des méthodes existantes découlant de l'expérience sont souvent méconnues du grand public.
(27.00 euros, 258 p.)
ISBN : 978-2-343-08802-0, ISBN EBOOK : 978-2-14-001482-6

MOUVEMENT ET PRÉVENTION DE LA PERSONNE
Le sens postural : fonction pilote de l'action et de la disponibilité corporelle. Le mouvement succession-glissement de postures
Blain Alain
Le sens postural est l'anticipation du mouvement dans toutes les activités, tant dans le monde du travail que dans le monde du sport. Le sens postural, l'équilibre postural et le référentiel postural du mouvement concernent toutes les personnes souffrant du mal de dos, « mal mondial, mal du siècle ». Il existe un moyen d'y remédier, mais il faut être informé. C'est l'objectif de ce mémoire à destination du public et des médecins.
(15.50 euros, 126 p.)
ISBN : 978-2-343-08801-3, ISBN EBOOK : 978-2-14-001485-7

MALADIES AUTO-IMMUNES
Quand notre système de défense nous trahit
Tron François
Le système immunitaire nous protège contre les virus, les bactéries et les parasites. Il peut parfois tourner ses armes contre l'organisme qu'il est censé défendre et y

induire des lésions. Les maladies qui en résultent sont dites auto-immunes. Elles sont fréquentes et ensemble constituent la troisième cause de morbidité derrière les maladies cardiovasculaires et cancéreuses. Ce livre parcourt aussi les voies que la recherche emprunte pour corriger les désordres cellulaires et moléculaires observés au cours de chaque maladie auto-immune.
(Coll. Acteurs de la Science, 22.50 euros, 212 p.)
ISBN : 978-2-343-07769-7, ISBN EBOOK : 978-2-336-39806-8

LE DROIT DE LA GÉNÉTIQUE
À la recherche d'une branche du droit
Bricker Guillaume - Préface de Gérald Teboul
En matière de génie génétique, les questions éthiques et polémiques se multiplient à mesure que la technique évolue et embrasse de nombreux sujets : reproduction, OGM, tests génétiques, clonage... Le droit est-il suffisamment en avance pour y répondre ? Cet ouvrage permet de mieux connaître les règles et en assure la promotion, tout en mettant en garde contre les glissements éthiques. Il offre un panorama complet du cadre juridique applicable à la génétique. L'ensemble des textes permet de mieux comprendre les enjeux et quelquefois les limites de la législation.
(Coll. Le Droit aujourd'hui, 65.00 euros, 852 p.)
ISBN : 978-2-343-06705-6, ISBN EBOOK : 978-2-336-39860-0

BIOÉTHIQUE ET TRANSDISCIPLINARITÉ
Brelet Claudine, Patrick Curmi, Fatima Zhora Elkebir, Salwa Hamrouni, Mourad Merdaci - Préface de Christian Byk
Réflexion transdisciplinaire sur les rapports entre les sciences de l'homme et son environnement, cet ouvrage défend une bioéthique ouverte à la société civile. Il reflète les défis moraux auxquels sont maintenant confrontées les biotechnologies, depuis les OGM jusqu'à la PMA. Les chercheurs rappellent que la révolution biotechnologique peut et doit contribuer à améliorer la qualité de la vie, présente et future. La bioéthique questionne finalement la nature même de l'être humain et offre la perspective d'un nouvel avenir.
(Coll. Cultures et Médecines, 17.00 euros, 154 p.)
ISBN : 978-2-343-07225-8, ISBN EBOOK : 978-2-336-39901-0

TRANSGRESSIONS DES FRONTIÈRES DU CORPS
La chirurgie esthétique
Mitz Vladimir
Les frontières de la chirurgie esthétique délimitent, avec difficulté, une spécialité chirurgicale qui est expansive. Cette chirurgie transgressive dérange les concepts philosophiques du «accepte-toi tel que tu es», elle bénéficie d'innovations tumultueuses telles les homogreffes du visage ou des membres, elle est constamment soumise à l'œil éveillé des médias. Cet ouvrage se propose d'en exposer les facettes en explorant ses mythes, ses bases conscientes et inconscientes et ses limites.
(Coll. Eidos série Retina, 16.50 euros, 156 p.)
ISBN : 978-2-343-07729-1, ISBN EBOOK : 978-2-336-39759-7

L'HARMATTAN ITALIA
Via Degli Artisti 15; 10124 Torino
harmattan.italia@gmail.com

L'HARMATTAN HONGRIE
Könyvesbolt ; Kossuth L. u. 14-16
1053 Budapest

L'HARMATTAN KINSHASA
185, avenue Nyangwe
Commune de Lingwala
Kinshasa, R.D. Congo
(00243) 998697603 ou (00243) 999229662

L'HARMATTAN CONGO
67, av. E. P. Lumumba
Bât. – Congo Pharmacie (Bib. Nat.)
BP2874 Brazzaville
harmattan.congo@yahoo.fr

L'HARMATTAN GUINÉE
Almamya Rue KA 028, en face
du restaurant Le Cèdre
OKB agency BP 3470 Conakry
(00224) 657 20 85 08 / 664 28 91 96
harmattanguinee@yahoo.fr

L'HARMATTAN MALI
Rue 73, Porte 536, Niamakoro,
Cité Unicef, Bamako
Tél. 00 (223) 20205724 / +(223) 76378082
poudiougopaul@yahoo.fr
pp.harmattan@gmail.com

L'HARMATTAN CAMEROUN
BP 11486
Face à la SNI, immeuble Don Bosco
Yaoundé
(00237) 99 76 61 66
harmattancam@yahoo.fr

L'HARMATTAN CÔTE D'IVOIRE
Résidence Karl / cité des arts
Abidjan-Cocody 03 BP 1588 Abidjan 03
(00225) 05 77 87 31
etien_nda@yahoo.fr

L'HARMATTAN BURKINA
Penou Achille Some
Ouagadougou
(+226) 70 26 88 27

L'HARMATTAN SÉNÉGAL
10 VDN en face Mermoz, après le pont de Fann
BP 45034 Dakar Fann
33 825 98 58 / 33 860 9858
senharmattan@gmail.com / senlibraire@gmail.com
www.harmattansenegal.com

L'HARMATTAN BÉNIN
ISOR-BENIN
01 BP 359 COTONOU-RP
Quartier Gbèdjromèdé,
Rue Agbélenco, Lot 1247 I
Tél : 00 229 21 32 53 79
christian_dablaka123@yahoo.fr

Achevé d'imprimer par Corlet Numérique - 14110 Condé-sur-Noireau
N° d'Imprimeur : 133253 - Dépôt légal : novembre 2016 - *Imprimé en France*

www.ingramcontent.com/pod-product-compliance
Lightning Source LLC
LaVergne TN
LVHW021212061026
849535LV00008B/2706